ウツになりたいという病

植木理恵
Ueki Rie

a pilot of wisdom

はじめに

「ウツもどき」が増えている。

こんな誤解を招くような表現を、本書ではあえて使い続けています。「ウツ」という概念が安易に流行していく風潮に、何としても終止符を打ちたい。そんな強い願いを伝えたいからです。

「もどき」といっても、本人は本当に苦しんでいるのですから、仮病などではありません。表面上はウツ病に酷似しているけれど、専門家から見ると本質的に何かが違う。本書での「ウツもどき」とは、そういう意味です。

世界的診断基準となっているアメリカ精神医学会作成のＤＳＭ–Ⅳ–ＴＲによると、ウツ病とは「空虚で毎日悲しい」という抑ウツ気分と、「集中力・思考力・決断力が止まる」という認知障害が、二週間以上続く病気と定義されています。

現在私が診ているあるウツ病患者の表現を借りると、

「毎日毎日が激しい二日酔いのようだ。体も心もグラグラして狂いそうだ。いっそ楽になりたい」

痩《や》せきった体で、魂の抜けた人のように薄く口を開いたまま。ウツ病は、常に死と隣り合わせの大病です。

しかし近年、心療内科を受診してくる方々を診ていて、私自身が強く思うようになったことがあります。それは、

「あれ？　この人は本当にウツ病と診断していいのだろうか？」

そう首をひねるケースが、あまりにも急増しているのです。

まるで、自らが「ウツになりたい」と心のどこかで願っているかのような、何とも複雑な心の絡まりを吐露する人たち。何でもいいから精神疾患だと診断して欲しい……、現代社会には、そんな「ウツ」を巡る不可解なメンタリティが、しだいに蔓延《まんえん》しはじめているように思えて仕方がないのです。

「ウツもどき」などという人が多い世の中は、とても悲しい世の中ですね。本来ならば誰もが、もっと前向きに楽しく暮らしていきたいはずです。それなのに、私たちの国はどう

してそんなひずんだ構造になってしまったのでしょう。どうすれば、今の世の中を、柔らかい心とタフな精神のままで、生き抜いていけるのでしょうか。

本書は近年増えている、「ウツもどき」の人々、言い換えれば「ウツになりたい」といった根深い病的心理にひそむ心のヒダを、社会的背景を視野に入れながら、事例と学術的エビデンスの両面から考察していこうと思います。

それによって、現代的なウツブームの裏にひそむ、精神疾病への大衆心理の謎《なぞ》が浮き彫りになってくると確信するからです。

ちなみに本書では、「ウツもどき」をさらに、①ウツになりたい病、②アイデンティティの不安定さからくるウツ的症状、③新型ウツ、の三つのタイプに分類して考察していきます。タイトルの「ウツになりたいという病」は、この三つを総称したものです。

本書の試みが、多くの人の心身を、少しでも明るく健康なものにする一助となるよう祈っております。

図版制作／クリエイティブ・メッセンジャー

目次

はじめに――3

第一章　ウツ気分を大量生産する社会の秘密――13

もし日本人全員がウツになったら……？
ウツになりたいという病
未病としてのウツもどき
現代社会はウツの因子を多く孕む
果てしなき競争社会がもたらすダメージ
なぜ、お金持ちにウツ病が多いのか
刺激の多さは無力感を伴う
「世間」の「～すべき」思考がウツ状態をまねく
ビジネス社会の法則が「～すべき」思考を加速する

マニュアル的風潮が意味するもの
社会とはバランスのいい距離を置く

第二章　ウツになりたいという病―― 45

ウツになりたい人たち
他の病気に隠された「ウツになりたい病」
不倫から起こった「ウツもどき」
自己主張ができないＴＶマンの口臭不安
根暗は気質としてあるのではない
カウンセラーがガードを下げる理由
アイデンティティのためのウツもどき
「きれい」と言われて傷つく女性
仕事にアイデンティティを見出した主婦

トップセールスマンなのに仕事では満足できない
お祓いでウツ病がよくなった
若い女性の間で急増中、「新型ウツ」というウツもどき
現実的な計算をちゃっかりする新型ウツの人たち
新型ウツタイプは他人を責める
新型ウツの人は励ますと怒る
人間的成長がないためにウツ状態を繰り返す

第三章　ポジティブシンキングと　ウツ症状の侮れない関係

ポジティブシンキングはウツ症状を加速させる
ポジティブシンキングで窮地に追い込まれる
「もうひとりの自分」との落差に心が壊れる

「塩塗療法」で辛い記憶から脱却する
辛い時は徹底して落ち込むのがいい
森田療法は白クマ曲線理論をうまく利用している
「認知的不協和」が心の傷を深くする
状況によってポジティブシンキングを出し入れする
大切なのはその時々の気分に同調すること
気分は言葉ではなく色で表現するといい
色でするセルフカウンセリング
色で自分を表すことがなぜ治療になるのか？
一番いい心の置きどころを見つけるコツ
色を使ったセルフカウンセリング——その多彩な効用

第四章　ウツ状態から抜け出る考え方 141
ウツ症状を引き起こしやすい考え方
ポジでもネガでも無関心でもなく
心をニュートラルにする
ものごとを大げさに考えない
〝ウツ症状〟は治すな
心のバネをなくすとウツ状態になる
遊びの感覚を身に付ける
矛盾を受け入れる

おわりに 180

参考文献 182

第一章　ウツ気分を大量生産する社会の秘密

もし日本人全員がウツになったら……？

「最近、なんかウツっぽいの……」

「あの人、最近、ミスがやたら多いね。ちょっとウツなんじゃない……」

　こんなウツをめぐる会話は、今や日本のいたるところで日常的に交わされていると言っても過言ではありません。

　そう、一昔前までは「ウツ」という言葉は医療的な介入が不可欠な病気としての〝特殊な心の病態〟を言い表すものだったはずですが、今日では誰もが日常的に接しうる、ごくありふれた現象になってしまった感があります。

　ウツという言葉のインフレぶりを見ていると、やがて日本人のすべてが、

「自分はウツなんです」

と申告する日がやって来るかもしれない。そんな気さえしてきます。

もし日本人全員がウツ状態に陥ってしまったら……。

それはもう病気とは言えないのかもしれませんが、そんなまるでブラック・ユーモアのような状況も、あながち突拍子《とっぴょうし》もない想像だと言い切れないのも事実なのです。

そして、これだけウツが日常的な感覚で語られるということは、今の社会の仕組みやあり方が、ウツな気分を育《はぐく》みやすい要素をひじょうに多く孕《はら》んでいるからに他なりません。

ですから、社会から人々がどのような影響を受け、どのような理由でウツ傾向のメンタリティを培養し、病気をつくってしまうのかという分析も、今日のウツと向かい合う上では欠かせないでしょう。

そうした分析と理解は、社会に組み込まれて常識のようになっている自分自身の行動や思考パターンを振り返って反省するきっかけになるでしょうし、同時にまた、ウツ気分に陥ったり、ウツ病になることを防ぐストッパーの役目を果たすことがあるはずです。

ウツになりたいという病

ウツという言葉が近年あたかもファッションのように気軽に口にされるようになった状況は、本物のウツ病を患っている患者さんにとっては、実は都合のいい面もあります。それは、ウツという病気に対してちょっと後ろめたいような気分に陥る必要もなく、ある程度オープンに治療に取り組める風潮になってきたことを意味するからです。

つまり、「精神病理の治療」という、本人にとってはたいへん高かったハードルが以前よりもずっと低くなり、積極的にウツ病治療に取り組むことができるように変わってきたわけです。

しかし、一方で大きな弊害もあります。それは、ウツ状態を軽く扱う風潮が生まれると、ウツ病の本当の姿が見えにくくなるということです。

たとえば、ウツといって精神科や心理カウンセラーのもとを訪れてくるかなりの割合の人々は、実際は投薬などの医学的治療が必要な「本当のウツ病」とは言えない、いわば、

「ウツもどき」の症状に過ぎないのが実情です。このような現象は、ウツという言葉の軽量化に伴って出現した現象と言えるのではないでしょうか。実際、私のところに「ウツなんです」と言って相談しにくる人の約六割は「ウツ病」とはカルテに書けない「ウツもどき」なのです。

こういう人たちは、話をちょっと聞いてあげるだけで、すっきりした顔をして二度と来ることがない。つまり、彼や彼女らは、ウツというラベルを自分に貼《は》ってもらい、それで落ち込むどころか、自己満足するようなところがあるのです。

そこにはメランコリックな人は知的であるといった自己愛的な心理があったり、ウツという記号を不安な心の一時的避難所として利用しようという無意識の働きがあるのかもしれません。こういう人たちは、どうにも避けがたくウツ病を患ってしまった人とは違って、むしろ「ウツになりたいという病」とでもよぶべき、おかしな心理状態に陥っていると思えて仕方ないのです。

「ウツは心の風邪」という言葉がありますね。そういう風邪レベルのウツウツとした状態の方々の大半にこそ、まさに「ウツもどき」の方が多く含まれていると思うのです。たしかに心の風邪なのですから、ちょっとしたきっかけでウツもどきはよくなったり悪くなったりを繰り返しつつ、最終的には本人の自己治癒力で全快していきます。とは言え、ウツもどきとは言っても、その状態からほぼ一生涯脱け出せない人も大勢います。

しかもそれだけではありません。本格的なウツ病に移行して深刻な状態に陥ってしまう人も少なくありません。今のところはまだウツもどきだからと言って、けっして放置しておくべきではないのです。

未病としてのウツもどき

ですからウツもどきといえども、それは漢方医学で言うところの「未病」として対処していくことが必要だと思います。

未病とは、まだ病気として症状は表れていないものの、体がその一歩手前にあるという状態を指します。健康体から離れて発症への移行途中にあるということです。

西洋医学でははっきりと症状が出なければ病気として扱うことはありませんが、漢方医

図1　未病としてのウツもどき

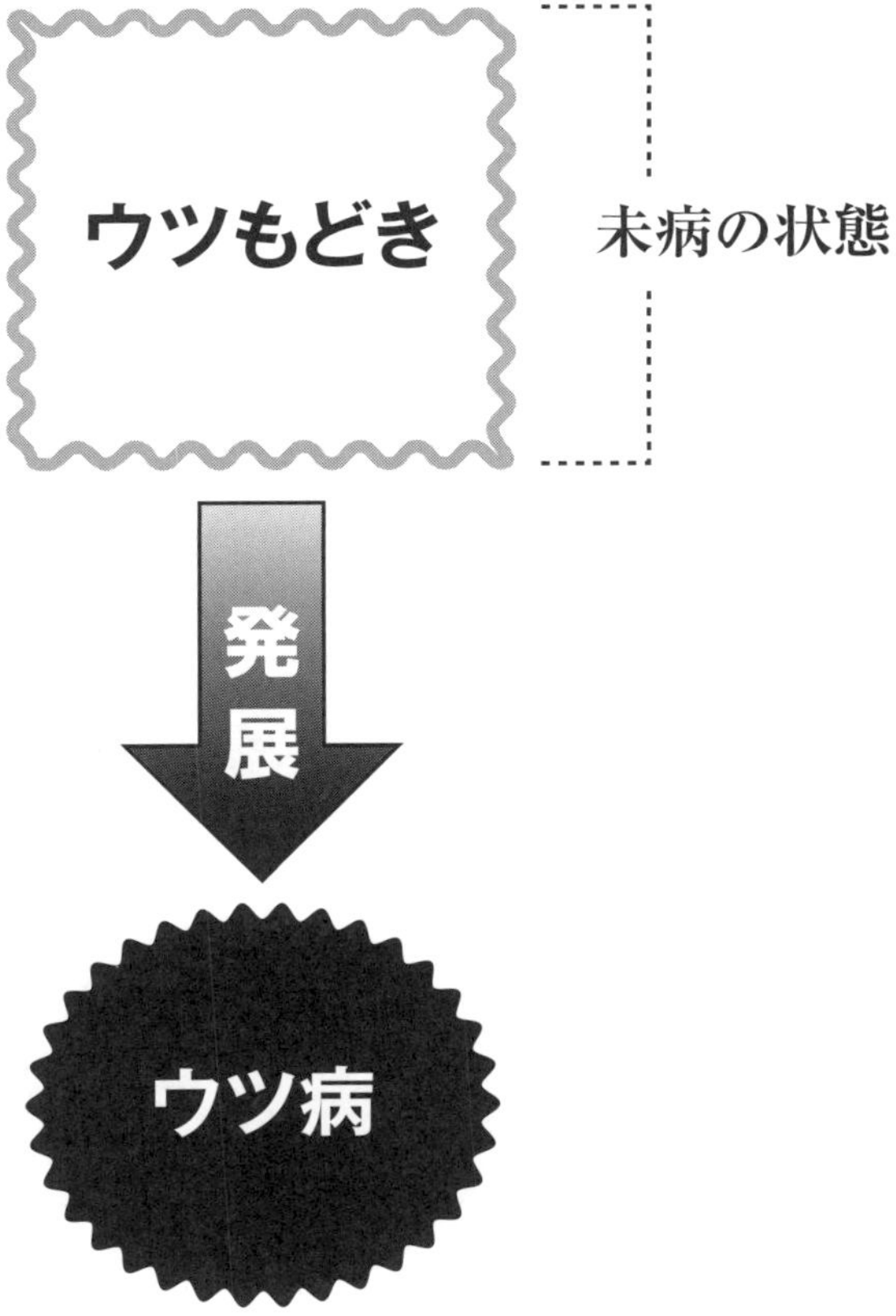

ウツもどきの段階できちんと対応しないと
ウツ病に発展することもある。

学では未病もれっきとした病気として扱います。その段階で手を打ち、しかるべき治療を施せば、本格的な病気になるのを防げるからです。

カウンセリングでは、いわゆるウツもどきの方をウツ病の患者さんとは区別して接しているのですが、同時に、ウツもどきという症状も、けっして仮病なのではなく、これも病気のバリエーションの一つとして接することが必要です。たとえウツもどきであっても、そこには顕在化しているウツ状態をよくする手がかりや方法もたくさんあるからです。

ウツもどきはウツ病の未病としてとらえ、しかるべき対応をきちんとしていくことを怠らないよう気をつけないといけないのです。

現代社会はウツの因子を多く孕む

ウツという言葉が日常の会話の中でふつうに出てくるような状況というのは、とりもなおさずウツもどきの人やウツ病にかかっている人が、実際に急増しているからに他なりません。ちなみに厚生労働省の調べによると、ウツ病と躁《そう》ウツ病の総患者数は、一九九九年には四四万一〇〇〇人だったのが、二〇〇八年には一〇四万一〇〇〇人と九年間で約二・四倍にも増加しています。

このことは、先ほども言いましたが、日本の今の社会環境にウツを引き起こす要因がさまざまにあることをも意味しています。

それを象徴するのが自殺者数の増加です。日本の自殺率は先進国中でダントツの一位です。率にして、アメリカの二倍以上もの高さです。日本より自殺率の高い国はベラルーシやリトアニアなど国の体制が移行期にあり不安定なところばかりであり、社会が安定し経済的にも豊かな国である日本がこれほどまでに自殺率が高いのは、相当に異常なことです。

ウツ病は言うまでもなく自殺と深い関連性があります。そういう意味で、ウツ病はガンと変わらぬ致死率を孕んでいるのです。

自殺率の高い理由が社会の特性や価値観にあるのだとすれば、この社会のあり方を分析することは近年急増しているウツ状態の背景や原因を探る上でのヒントになるでしょうし、またそこから予防や治療法を考えるきっかけにもなると思います。

図2　自殺率の国際比較（2009年段階の最新データ）

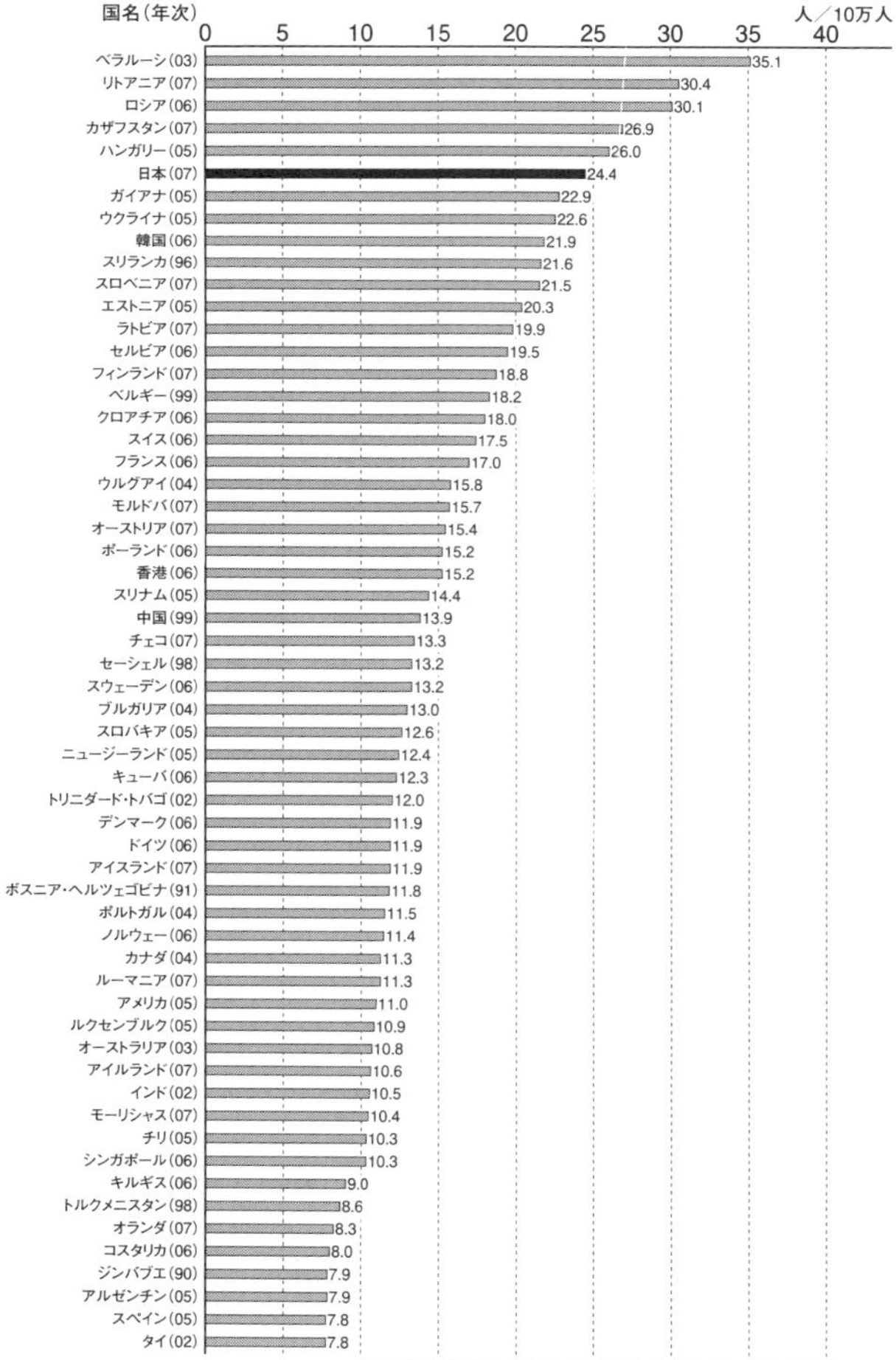

WHO資料（2009年段階で最も新しい各国のデータ）より作成
資料提供:社会実情データ図録（http://www2.ttcn.ne.jp/honkawa）

なぜウツ状態になるのかということについてはいろいろと議論があるのですが、大きな原因の一つには、「無力感」というものがあります。無力感はウツ状態を引き起こす大きなきっかけになるものです。そのことを考えると、私たちが生きている社会は、人にこの無力感を感じさせる機会がひじょうに多い社会であると言えそうです。

無力感とウツ状態の関係については、アメリカの心理学者、マーティン・セリグマンが唱えた「学習性無力感」が有名です。学習性無力感というのは簡単に言うと、頑張って努力したけれど、結果報われず無力感に支配される、というものです。この無力感がウツの引き金になるというわけです。

セリグマンは実験で、犬に電気ショックを与え続けることをおこない、犬の様子を観察しました。すると、犬は何をしても逃れられない電気ショックに、次第に行動の無意味さを学習し、最終的に簡単な餌《えさ》の確保もしなくなることが結論付けられたのです。

脳は節約原理のかたまりです。つまり、なるべくムダをしないつくりになっているのです。学習性無力感はいわば、この脳の節約原理的メカニズムの産物と言えます。

もっとも別の専門家がおこなった動物実験では、ショックを重ねて与えてもめげないという例もあり、本来の資質がタフか脆弱《ぜいじゃく》かで、学習性無力感の出方は違うと言えます。人でも打たれ強い人、打たれ弱い人という個人差はありますので、学習性無力感の実験結果がすべての人に等しくあてはまるわけではないでしょう。

とは言え、ウツ気分のもとをたどってみれば、この学習性無力感こそがウツ状態をまねきやすくする根源となっていることがよくわかるのです。そして、現代社会は人々が学習性無力感にとても陥りやすい構造をしているのです。

では、こうした無力感をもたらすことの多い日本の今の社会の特徴とは具体的にどのようなものなのでしょう。それを次に見ていきましょう。

果てしなき競争社会がもたらすダメージ

生まれながらにしてウツ病にかかっているという人は、誰一人としていません。生まれてきた時はどんな人でも元気いっぱいです。

ウツ病にかかる人は、ウツ状態を引き起こすきっかけとなるさまざまな経験をし、それに本来の気質がからんでそうなるわけです。

ウツ状態のきっかけとなる経験はいろいろとあるでしょうが、たとえば現代社会特有の激しい競争の仕組みに身をさらすこともまたウツ状態を引き起こす強いきっかけになると思います。

商人の子は商人、職人の子は職人といったようにある程度身分が固定されていた封建時代と今は違います。たしかに現代社会は自由平等というよさもありますが、その仕組みはひじょうに激しい競争を人にもたらします。

お受験ママなどという言葉があるように、今はわずか三、四歳くらいから競争原理の世界に放り込まれるような時代です。

二〇歳頃までは勉強をテーマとした競争がおこなわれ、社会に出てからは出世やお金儲《もう》けや成功への競争が大きなテーマになったりします。現代人はまさに死ぬまで競争が止むことがないような生き方をしています。

「勝ち組」「負け組」という言葉は、持っているお金やモノの多寡で人を分けるような空虚なものだと思いますが、お金持ちになって勝ち組に入ることは現代人の多くにとっては一つの大きな目標になっています。

しかし、ほとんどの人は結果として「負け組」になってしまう。つまり、こうした「勝ち組」「負け組」的な考え方が支配的な競争社会とは、いくら頑張っても思うようにいかない、成功しない、お金持ちになれない、そんな挫折《ざせつ》感と無力感を多くの人に感じさせるところなのです。これではセリグマンの犬と同じ心理になってしまいます。

経済的に負けても、人生そのもので勝つという生き方はいくらでも本当はあるはずなのですが、そうした価値観を日本人はあまり持っていないのですね。競争社会ということで言えばアメリカもそうですが、単に経済的な勝ち負けなんかで人生を振り回されないような、宗教的なものも含めた多様な価値観を彼らは個人、個人が持っているのだと思います。

日本の社会はそうした幅広い価値観を受け止めるキャパシティが狭いのではないか。そこに大きな問題があると思います。

電流を流され続けた結果、餌をとることをあきらめてしまう犬と同じように、現代に生きる日本人は知らず知らずのうちにこの社会から無力感をもたらす電流を流され続けているのかもしれません。

なぜ、お金持ちにウツ病が多いのか

競争というのは、脳を興奮させ生のエネルギーを増幅させる反面、それが過度なものになると反対に生を消耗させるものです。

著名な企業の社長が、

「毎日が不安でしょうがない」

と吐露するのを耳にすることがたまにあります。やはり激しいビジネス社会の競争の先頭を切って闘っていくことはある種の快感もあるのでしょうが、その裏には途方もなく疲労感があるんでしょうね。

実際企業のトップの人には、仮面ウツにかかっている人も少なくありません。

仮面ウツとは、傍《はた》からはわからないけど、中身はウツ病という病態です。本人にもウツ病の自覚はないのですが、偏頭痛や腹痛など体に原因不明の異状が表れるのです。こうした仮面ウツにかかっている企業の経営者を私は多く知っています。

このような人はビジネス社会の勝者なわけですから、学習性無力感はないのではないかと思われるかもしれません。

しかし、そうした成功者にもある種の避けがたい無力感があるのだと思います。ビジネスの競争というのは際限がありませんから、たとえある競争に勝っても次は負けるかもしれない、だから安堵《あんど》する暇もなく次に挑み続ける。そして勝ち負けが最終的に決まることのないその競争は果てしなく続いていく。

その際限のなさにおいて、彼らは強い消耗感や、それゆえの無力感というものをどこかで感じているはずです。それは自覚していなくても、あるいは認めたくなくても無意識のうちにも間違いなくあるのだと思います。

私がウツ状態で相談を受ける方は、年収三〇〇万円以下の人と、その反対に高額所得者の人の大きく二つに分かれます。世間的に言えばちょうど「負け組」と「勝ち組」と呼ばれる人たちです。それは、「負け組」だけではなく、なぜか「勝ち組」と呼ばれる人たちも、実は大きなストレスを受けているということの何よりの証拠でしょう。

アメリカのある心理学者がどのような境遇の変化や状況がストレスになるかを数値化したストレスマグニチュードというランキング表をつくっているのですが、死別や争いといった不幸な出来事ばかりでなく、昇進や大金を得るといった、「勝ち組」につながっていくようなことも入っています。

一度得た成功やお金というのは、持ってしまうと今度は失うことへの不安やストレスを引き起こすということなのです。

このように競争社会というのは、勝ってもまたストレスが大きくなり、無力感をいだく機会が多いのです。そのため無力感を強引に打ち消すように自分を奮い立たせることを繰り返し、さらに無力感の深みにはまっていくこともあるのです。

図3　ストレスマグニチュード

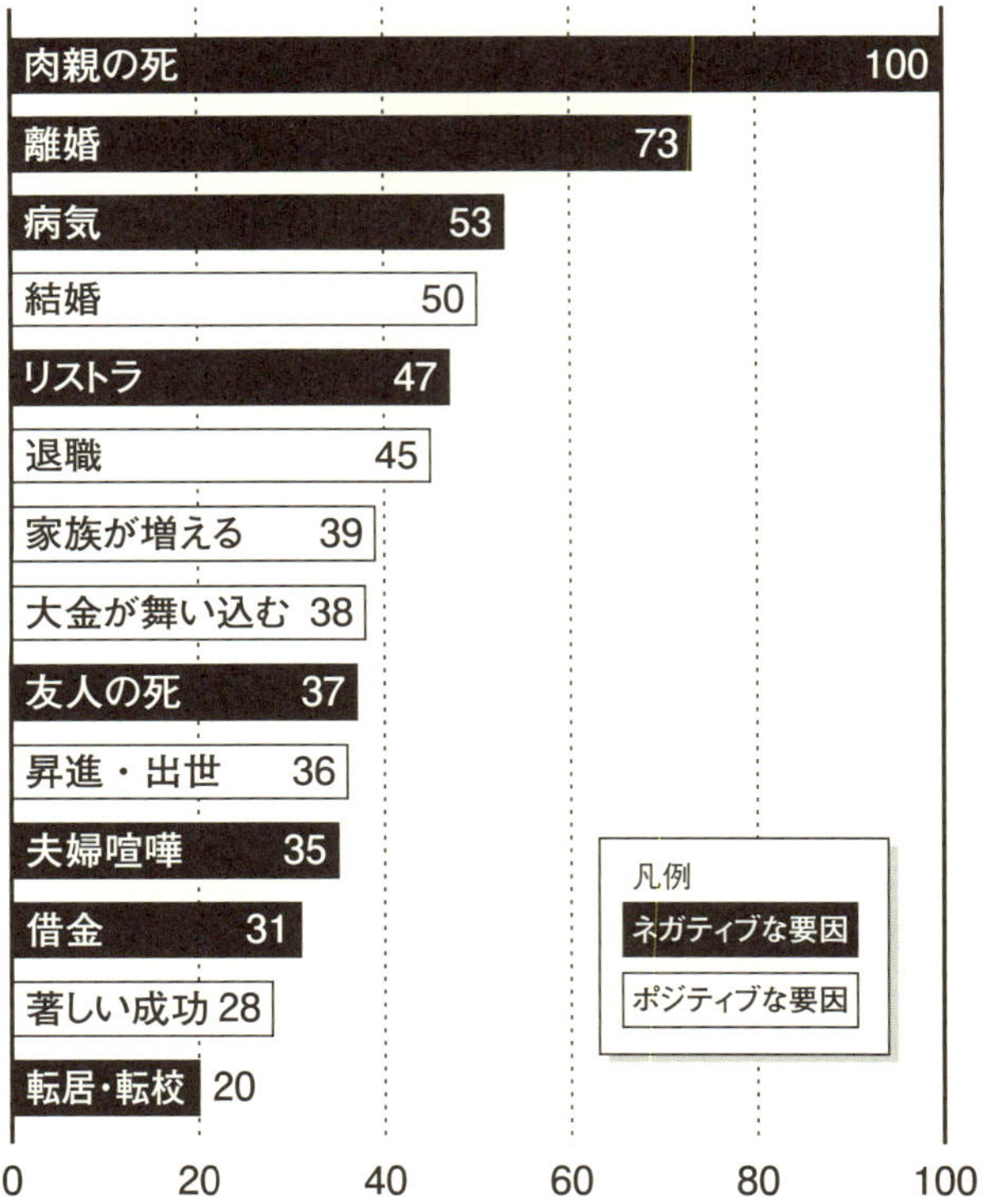

ストレスは通常、肉親の死、離婚、病気、リストラなどのネガティブな出来事に対して起こるのはわかりやすいのですが、皮肉なもので、結婚、多額の収入、昇進・出世などの一見ポジティブで幸せな出来事に対しても起こります。

著者提供の資料より作成

刺激の多さは無力感を伴う

激しい競争原理で動く現代社会は欲望をひじょうに刺激する社会です。勉強するのも、頑張って仕事をするのも、何かを得ようとか、お金持ちになりたいとか、成功したいという欲があるからそうするわけです。より豊かになるために、より能力をアップさせるために、よりきれいになるために、欲を絶えず足し算をしていく方向で膨らませています。

しかし、何かをしたい、何かを得たい、何かになりたいという欲望はそれが満たされてもそこで終わることはありません。

たとえば、ほどほどの広さのマンションに住めたらいいなと思ってそこに住み始めたら、今度はもっと広いところやもっと設備のいいマンションに住みたくなったりします。そこでさらに広いマンション、設備のいいマンションに移り住んだら、今度は広い庭付きの一戸建てに住みたくなったりします。一戸建ての家に移ったら、今度は台所が狭いとかリビングが狭いとか言ってリフォームしたりするわけです。

一つが満たされたら今度はまた違うものというふうに欲望の増大は際限がありません。ですから、欲望というものは多ければ多いほど不満のストレスが増える仕組みになるわけです。

「欲は腹八分に収めるといい」なんてことを言う人もいますが、それが難しいんですね。今はやりたいこと、なってみたいもの、持ちたいもの、絶え間なく欲望が刺激される環境にあります。その多くを我慢することは、まるで負け犬であることを自ら認めるかのような、至難のワザになってしまっているのでしょう。

そんな欲求不満のストレスとそれゆえの無力感を膨張させざるをえない社会に私たちは生きているのです。

このように、今という時代は、人々がウツ病、ウツもどきのきっかけとなる無力感をとても感じやすい環境にあります。ですから、なるべくそうした無力感を感じないような工夫を一人ひとりがいかにしていくべきかが大きな課題なのです。

そのためには、社会の価値観や常識といったものに対してどのような距離をとるべきか具体的に考え行動する必要があると思います。

「世間」の「〜すべき」思考がウツ状態をまねく

現代社会はウツ病、ウツもどきのきっかけとなる無力感を人々に感じさせやすい環境にあることを見てきましたが、ウツ病、ウツもどきが増えている要因はそれだけではありません。現代人によく見られるある特有の思考パターンもさらにウツ状態になる原因をつくっています。

その思考パターンの代表的なものが、「何々をするべきだ」という「〜すべき」思考や、黒か白かYESかNOかをはっきりさせるデジタル思考といったものです。

「〜すべき」思考はそうであるべきなのにそうはならなかった時に、デジタル思考は黒か白か決着をつけたいのに灰色にしかならないという時に、大きなストレスを人の心にもたらします。

アーロン・ベックという心理学者は、ウツ病を導くきっかけとなるこうした思考パターンや知識の枠組みを抑うつスキーマと定義しています。抑うつスキーマである「〜すべき」思考やデジタル思考は、ウツ病やウツもどきになる人に特徴的に見られる思考のクセなのです。

とくに「〜すべき」思考は、日本社会の自由気ままな風潮とは逆行してますます強くなってきているように思えます。

なぜそうなるのでしょう？　その背景となるものには、「世間」というものが考えられます。日本人にとって世間は空気のような存在でありながら、その思考や行動の方向を決定づける大きな役割を果たしています。日本人は何か行動をする時、世間の目を絶えず意識します。

世間の常識や価値観と照らし合わせてみて自分がどう見られるかがひじょうに重要なのです。自分の行動が世間の枠から外れるようなおかしなものでないかをとても気にするのです。

つまり、世間は日本人にとって思考や行動の大きな基準となっているわけです。特定の宗教を持たない多くの日本人にとって世間は宗教のようなものと言えるかもしれません。

世間はこのように存在しているため、日本人はその枠に収まるような思考と行動をとる習性を傾向的に持っています。そこで生まれるのが、こんなふうに考えるべき、こんなふうに行動をするべきだという、「〜すべき」思考ではないでしょうか。「〜すべき」思考の背景にはこうした世間の存在が確固としてあると思います。

そう考えると、「〜すべき」思考が強くなったり、弱くなったりする加減は、世間が持つフレームのサイズによって変わってくることになります。

たとえば、戦前と戦後で比べれば、戦前は世間が今よりもおおらかだったと思います。なぜそうだったかと言うと、一つには人間というものに対して今より素朴な信頼感があったからであり、もう一つは今ほど効率を追求するビジネス社会ではなかったため、失敗というものに対する許容度が大きかったからだと思います。

世間がおおらかな雰囲気を持っていれば、「〜すべき」思考はそんなには強くならないでしょう。しかし、今、世間は昔のようなおおらかさも、余裕も感じられません。何かギスギスした雰囲気すらあります。企業の不正行為や政治家の失態など何か不祥事があると一斉に過剰なまでのバッシングをするのは、現代人の「〜すべき」思考が強くなっていることの表れとも言えるでしょう。

ビジネス社会の法則が「〜すべき」思考を加速する

日本人の行動を律する世間がおおらかさを失い、ギスギスしたものになってしまったのは、一つには前述したようにビジネス社会の影響が大きいと思います。

ビジネス社会というのは効率や合理性といったものをもっぱら追求する社会です。ビジネスで少しでも多く利益を上げるには、スピーディーにムダもミスもなく仕事をすることが求められます。それが効率主義と合理主義となります。

そしてそのようなビジネス社会で成功し、お金や名誉などを得ることが最高の価値となる。つまり世間の価値観や常識といったものは、その線に沿って大きく形成されていくことになるわけです。

結果、でき上がった世間は当然、余裕のないギスギスしたものになり、その中の狭隘《きょうあい》

図4　ストレスをつくる「〜すべき」思考はウツ状態を導くきっかけになる

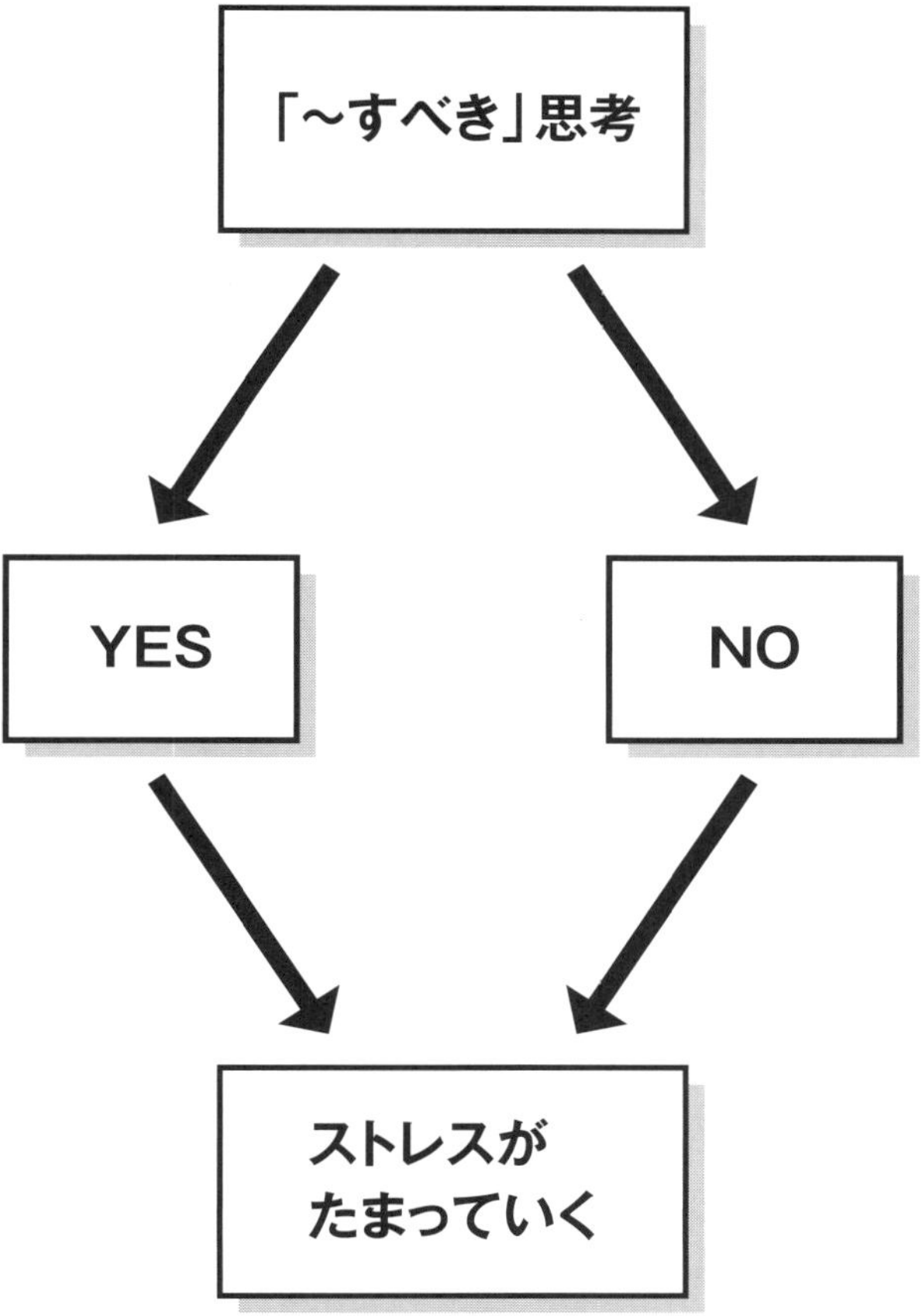

二者択一でグレーゾーンを認めない。

な成功や処世の価値観に従って生きていこうとすれば、人々の間で「〜すべき」思考が強くなるのは必然のことと言えるかもしれません。

ところで世間のフレームが狭くなっている一方で、社会における価値観の種類は昔より増えているようにも思います。

ではなぜ、価値観の種類が増えることで世間のフレームは広がらないのでしょうか。広がるどころか窮屈な感じになっているのはなぜでしょうか。

これは価値観の多様化によって、逆に大きな力のある価値観に皆が自分のよりどころを求めるということではないでしょうか。要するに世間の価値観はかえって画一化してきているということではないでしょうか。

つまり、わかりやすい喩《たと》えで言うと、こういうことなのだと思います。モノを買う時に選択肢が多いと、人気商品を選んでしまうことがままあります。すなわち人気があるということは、品質や性能に間違いはないだろうという保証になるわけです。

これと同じことが世間にたくさんある価値観を選ぶ際にも起きているのだと思います。

あまりにも選択肢が多いので、自分で考えることができないし面倒だ。それにおかしな価値観を選んで人生に間違いがあったら嫌だ。だから保険になるようなメジャーな価値観や常識を選ぼうとなるわけです。

マニュアル的風潮が意味するもの

世間のフレームが狭苦しいものになり、このような「〜すべき」思考が強くなっている一つの象徴的な例はマニュアルの流行です。

「成功するにはこうすればいい」とか、「いい仕事はこうやる」だとか、「人間関係のルールやマナーはこうするといい」とか、どこを見渡してもマニュアルはいたるところに溢《あふ》れています。世間が余裕をなくし、フレームが狭くなってきたために、「〜すべき」思考がマニュアルという表現になっているのです。

マニュアル思考に陥ると、マニュアルというのははじめに「答え」ありきですから、その「答え」に沿ってこうあるべきという「〜すべき」思考をさらにうながすことになります。
こうしてマニュアル思考が流行《はや》るほど、世間のフレームはいっそう狭くなっていく。自分の頭でものを考えなくてもマニュアルがあれば安心です。仕事でも人生でもマニュアルに頼ればとりあえず「答え」が見つかりそうだ。人生も仕事も正しい「答え」を自分で見つけるのはちょっと難しそう。でもマニュアルがあれば……。そんな感覚を多くの人がどこかに持っているのが現代という社会なのです。

そして「〜すべき」思考はまた、デジタル思考と近い関係にあります。というのも「〜すべき」思考は煎《せん》じつめるとオール・オア・ナッシングの世界になっていくからです。こうするべきというものが実現できなければ、その仕事や人生は価値がないことになってしまうわけです。

1か0か、黒か白か、YESかNOか、グレーゾーンのないデジタル的な分け方を世界に対してするのが、「〜すべき」思考の究極の姿なのです。

しかし、人生は、これはこうだと言い切ることのできないグレーゾーンのものばかりです。それを黒か白かはっきりさせないと我慢できない、絶対黒であるべきだ、白であるべきだと常に考えて行動をしていたら、それとは違う状況や結果になった時にストレスを感じることになってしまいます。

置かれた状況が本当はどちらとも言い切れないのに、頭では1か0かどちらかはっきりさせようとすると、どこかで心に無理を強い、しばしばストレスや無力感にさらされることになります。

社会とはバランスのいい距離を置く

このように今という時代を生きる現代人にとって、この社会の成り立ちやその価値観はウツを引き起こしやすい要素を多く孕んでいます。

問題はそうしたものからどうやって自由になるかということです。そこにはウツ病、ウツもどきを防ぐ、あるいはウツ状態をよくするヒントがあるはずです。

競争社会の原理に心まで巻き込まれないためにはどうするか。世間の成功の価値観を当

図5　社会とはバランスのいい距離を置く

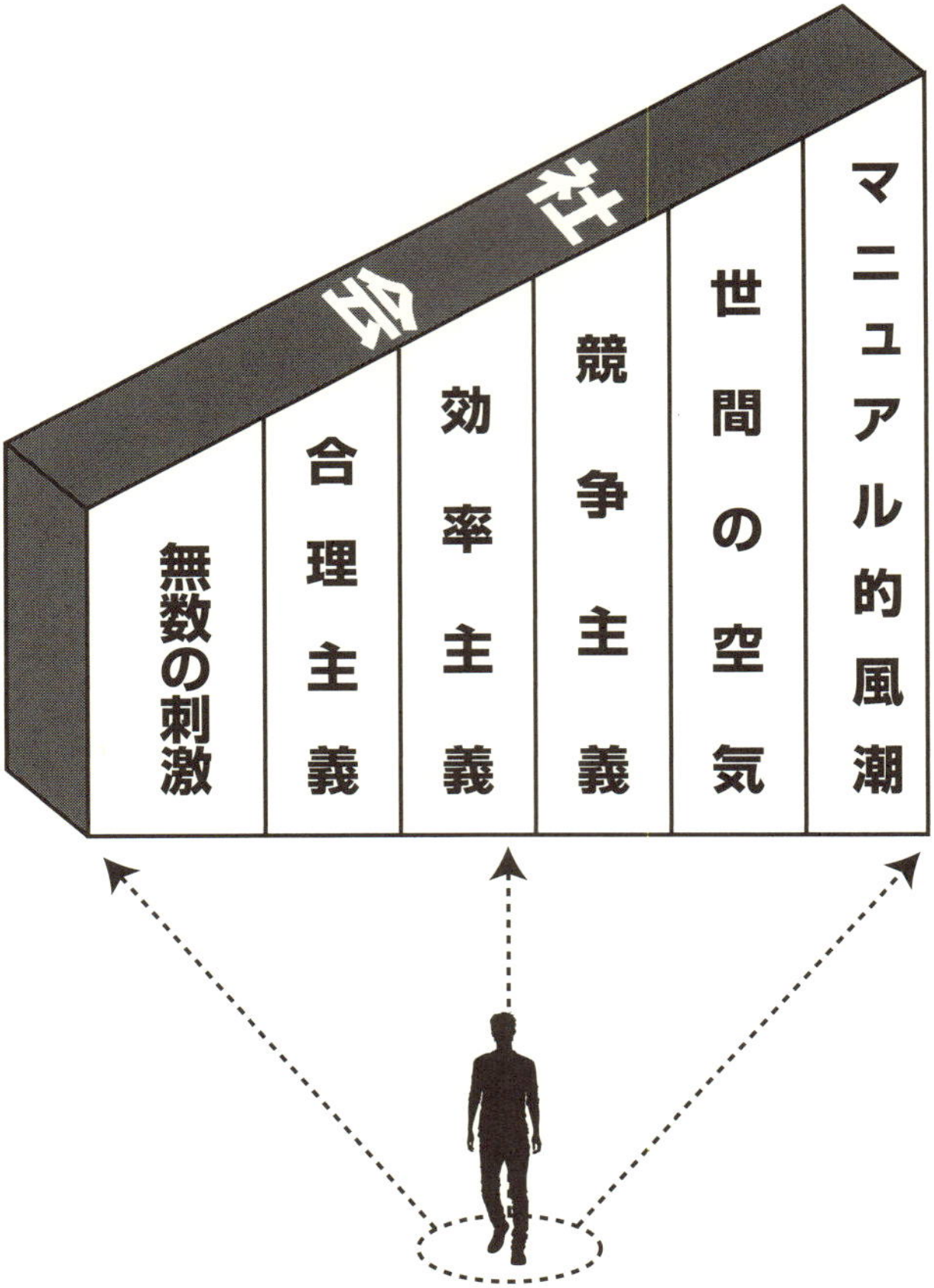

ウツの因子を多く孕む現代社会とは、
バランスのいい距離を置くことが大事である。

たり前とは思わないためにはどうするか。ムダな刺激を受けないためにはどうするか。「〜すべき」思考から解放されるにはどうするか。

そういったウツ病、ウツもどきを引き起こす可能性のある価値観や社会常識をいったん括弧《かっこ》でくくって、意識的に距離を置いてみるのは一つのやり方でしょう。そうしたものが絶対的なものではないという認識をし、それらとは違う自分なりの価値観を築いていくことです。

人生観というものは本来、多様なものであるべきです。いかに社会を強く支配する価値観や常識であろうとも、それは数多くある価値観の中の一つでしかありません。

さまざまな価値観が世の中にはあって、どういう価値観を持とうと基本的には自由なのです。そう考え行動することで、少しでも心のバランスを保つ方向へ持っていくことが可能になるのだと思います。

第二章　ウツになりたいという病

ウツになりたい人たち

前章でも触れたようにウツもどきにかかっている人たちは、近年、急増しています。たとえば、私がカウンセリングする方の約六割は、こうした本格的なウツ病とは言えないウツもどきの人たちです。

しかし、前述したようにウツもどきといえども、それがウツ病へ移行しうる未病であるならば軽々しく扱うわけにはいきません。未病であればこそ、ウツもどきの分析はウツ病予防やその治療に対するさまざまなヒントを孕《はら》んでいるわけです。

また未病といえども、現実の社会生活においては明らかに障害になっているわけですから、その意味ではれっきとした病気として見ていく必要も十分あると思います。

本章では、このウツもどきについて詳しく見ていきたいと思います。

まず、ウツもどきの特徴、つまりウツ病との違いは何でしょうか。その違いを三つあげます。

①ウツもどきは薬が効かずちょっとしたきっかけで簡単によくなる

②子どもの頃に親と確執があったというような何らかの精神的経歴を従来のウツ病の人は持っていることが多いのに対し、ウツもどきはそうした来歴がなく突然ウツ状態になるケースが多い

③ウツ病の人は、仕事がスローになったり、認知症の初期症状に似たものが出てきたりと発症する前に何らかのサインを発しているが、ウツもどきにはそうした兆候が見当たらない

ウツ病の人は、ウツという病気に自覚的でなく、まったく別の内科的症状を探っていったらウツ病が潜んでいたりするのですが、ウツもどきの人は反対にウツ病に対してかなり意識的でいろいろな知識を持っていることが多いのです。

つまり、ウツもどきの人はウツ病という病気を知ってから、ウツ病のフレームに自分の精神を意識的、無意識的に流し込むようなところがあります。ですから、ウツもどきの人はカウンセリング治療に対してけっこう積極的です。

それに対してウツ病の人は自分が病気であることに否定的なので、カウンセリングをすっぽかしたり、ウツ病と向かい合うことから逃げ腰の姿勢で治療を受ける傾向があります。

それではウツもどきにはどんな類型があるのでしょうか。筆者の知見によると大きく次の三つの種類に分けることができます。

①ウツ病というラベルを貼《は》られることを望む「ウツになりたい病」
②アイデンティティの不安定さからくるウツ病的な症状
③一〇代〜三〇代の女性に急増している新型ウツ

はじめに「ウツになりたい病」から見ていくことにしましょう。

「ウツになりたい病」の人の特徴はおもしろいことに鬱々《うつうつ》と悩んでいるはずなのに見た目は元気で明るいのです。人前では明るく振る舞っているのに本心では「ウツになりた

図6　ウツ病とウツもどきの分類表

	ウツ病（従来型ウツ）	ウツもどき		
		新型ウツ	アイデンティティのためのウツ的症状	ウツになりたい病
主訴	自己嫌悪、自責感、自殺願望、エネルギー枯渇。	被害者意識、他罰感、恨み、エネルギー噴出、見るからに暗い、さびしげ、自身を取り戻したら安定。	自己喪失感、騙されやすさ、論理性の欠如、演技性人格障害と類似したメンタリティ。	根明風潮へのコンプレックス、対人恐怖症的、自己バランスの欠如、躁鬱に似た症状、現実からの逃避願望、奇妙に明るい、暗くなったら安定（元気）、「ウツになりたい」＝ウツの中に身を置きたい、ゆううつであることを許して欲しいと求める「心の叫び」、ウツな気分であることを許して欲しいのに、それを否定して、根明に振る舞う病気。
薬物療法	治ることが多い。	ほとんど効かない。精神療法のほうが即効性がある。	隠れて飲むのではなく、人前で飲む。キャラを与えられることで元気になる。精神療法のほうが即効性がある。薬は実際には効かない。人とやたらと会いたがる。	ほとんど効かない。もしくは副作用のほうが強く、投薬を続けられない。
カウンセリング	無条件の肯定的関心、共感、エンカウンターグループなどを通して、「ウツは病気である」という認識を深める。焦るのではなく、気長に治療することに開き直るようにしむける。	セラピストと一対一の対話。または日記や記録などによって、考え方のゆがみを修正する認知行動療法が有効である。疾病利得が隠されている場合も多いので、そこを解決していくことも必要となる。	セラピストがすべて自己愛を満たしてくれる状況をつくること（鏡、双子、理想像）。信頼関係の中から、ウツそのものよりも、「生きる意味」について考える。哲学的な話に興味をもつので、勉強会や自己啓発セミナーに積極参加させることで、一気に元気になることが多い。カウンセラーを盲信するところがある。	自己効力感が著しく低下している場合が多い。「自分を好きになる」セラピーが奏効する。カウンセラーとともに、スモールステップで目標を立て、夢を現実に近づけるにはどんな行動が必要か、という現実的なプランニングをすることで、明るくなることが多い。
年齢層	幅広いが、50歳以上の男性に深刻。	10代～30代前半の女性に多い。最近急増中。	団塊ジュニアとよばれる世代の男性に多い。エゴイスティックで、見るからに覇気が乏しいのが特徴。	10代の男女に多い。無理に明るく振る舞わなくてはならない仕事についている人、ポジティブシンキングが最高だと思い込んでいる人もかかりやすい。
割合（※）	30%	30%	20%	20%

※山王病院の来院者より

著者提供の資料より作成

い！」と叫んでいる不思議な病気なのです。

この人たちは一見明るいのに、心の底では自分の根は暗い（＝根暗《ねくら》）のではないかと思っているんです。でもそれを表に出さないのは、どこかで「根暗は人としてダメ」とか「ウツになんかなって暗いと人から嫌われる」と思っているからです。

だから逆に、本当のウツ病でないかぎりは、

「ウツな気分になったっていいんですよ。落ち込みたい時は無理しないで根暗になっちゃっていいんですよ」

とこちらが言うと、まさに風邪が治るようにすっと消えてなくなることも多いのです。


私は大学で心理学を教えていますが、あるクラスに底抜けに明るくてみんなの人気者という男子学生がいます。彼はアメリカに長く住んでいた帰国子女なのですが、まさにアメリカンな屈託《くったく》ない振る舞いをみんなの前でするのでウケがいいのです。

しかし、そんな底抜けに明るく見える彼が、時たまひどく落ち込んで授業に出てこなくなることがあるのです。落ち込んで鬱然《うつぜん》としている時は人前に絶対姿を現さない。根暗な

姿を仲間に見られると、自分に対する評価が落ちてしまうのではないかという強迫観念があるのです。

彼は典型的な「ウツになりたい病」なのですが、そのために留年を繰り返し、もう八年も学校にいます。でも、「暗くてもいいんだよ」「鬱々としてもかまわないんだ」と周りが認めてあげれば、もう少し落ち着いた学生生活が送れるはずです。

この学生のように、病気ではない精神の健全な一様態であるウツな気分に素直に落ち込めないで悩むケースが増えているのはなぜでしょうか。それは前にも述べたように世の中の風潮といったものが大きく影響していると思います。

その一つはポジティブシンキング信仰というものです。これは第三章で詳しく見ていくことにしますが、行き過ぎたポジティブシンキングは結果的にネガティブなマインドを徹底して排除しようとします。「根暗は悪だ、人間失格だ」となるわけです。

もう一つは今の世の中を覆っている妙な明るさです。たとえば、TVのスイッチを入れると必ず目に飛び込んでくるのはお笑いタレントと言われる人たちです。根暗で鬱々とした人はＴＶの画面にはそうそう出てきません。チャンネルをどこかに合わせれば必ず笑い声が聞こえてくる。

しかし、このことはよく考えればちょっとおかしなことだと思いませんか。ＴＶが世間の空気を映し出す鏡だとすれば、そういった傾向は世の中が一種の躁《そう》状態になっていることを表しているのだと思います。

でも本当に楽しくて浮かれているわけじゃない。どこか脅迫的な無理な明るさを感じるのは私だけではないと思います。

日本人の大多数が自分の生活に幸せを感じているのなら、躁的な明るさはありえないことではないでしょう。しかしながら自分の生活に十分な幸福感を覚える人は残念ながらどんどん減ってきているのが実情なのです。実際、国民の意識調査などでは、自分が幸福と感じていない人は年々増加傾向にあります。だからこそ、なおさら無理に明るいほうへ持っていこうという気分もあるのでしょう。

お笑いを外に求めてしまうのは、自分自身に「明るく笑う力」がなくなってきているからだと思います。

ネパールの隣にあるブータンという国は経済の発展より国民の幸福度をみんなで高めようという政策をおこなっています。幸福感というのは、主観的なものがかなり入るので客観的に数値化するのは難しいですが、これを国別にランキング化している研究機関もあります。それによると日本はかなり下位にいます。

ウツ病やウツもどきの人が増えている深刻な状況を見ると、日本人は今後、生きていく価値観の軸足を経済的豊かさから精神的幸福感というものへ大きくシフトしていくべき段階に来ているのではないでしょうか。

他の病気に隠された「ウツになりたい病」

「ウツになりたい病」は、症状としてウツ病同様そのままシンプルな表現をとるわけではありません。たとえば摂食障害など他の病気で覆い隠されて、すぐにそれとわからないことも多かったりします。

最近、私がカウンセリングをした方で、お母さんといつも一緒にみえる摂食障害の女子大生がいました。

そのJ子さんの場合は最初、摂食障害のカウンセリングをしているうちに、「ウツになりたい病」であることがわかったケースでした。

大丈夫？　と思ってしまうぐらいガリガリに痩《や》せたJ子さんは、激しい摂食障害を抱えているにもかかわらず、私と向かい合っているとしゃべる言葉がびっくりするほど軽くて明るいのです。よく笑うし、よくしゃべる。そして他人事《ひとごと》のように自分の病気を、

「これって、ヤバいんですかね？」

と言うのです。

吐き方にもいろいろなテクニックがあるんだ、という話になったので、私が、

「へぇ〜、それってすごいね」

と突っ込んでいくと、お笑いタレントのようなノリで滔々《とうとう》と吐き方のレクチャーをしてくれるわけです。

でも、ずっと話を聞いていくと、大学でクラス中の人間から悪口を言われ無視されたことがあったとか、当時付き合っていたボーイフレンドがその悪口を信じて自分から離れていってしまったとか、傷を負った体験話がポロポロと出てくるのです。そこで私が
「それはひどいね。すごく辛《つら》かったんじゃない……」

と言うと、それまでの軽いノリが消えて泣きはじめたりするのですね。

J子さんの心は、「ウツになってしまいたい」「ウツの気分を正直に表現したい」と奥底で思っているのに、もしそうなるとクラスの仲間からもっとひどい扱いを受けるのではないかと不安になるのです。それで自分の心にストッパーをかけてしまっている。ですから、「ウツ気分になるのは悪いことじゃない。当たり前で自然なことだよ」

と言ってあげることが大事なのです。

本人はウツ気分になりたいのに意識的に抗《あらが》っているわけで、そのしんどい状態を解消する必要がある。そうやって「ウツになりたい」という欲求の部分をほぐしてあげないと、J子さんの摂食障害は消えません。摂食障害だからといってただ摂食障害の治療をしても絶対によくはならないのです。

また、私はJ子さんが自分の状態を他人事のように話すのを聞いて、自分の感情をきちんとまじえて話すようにアドバイスをしました。

このように自分のことを妙に客観的に語ったりする姿勢は、「ウツになりたい」人に多く見られる行動傾向の一つです。

こうした傾向もまた、自分を相対化し俯瞰《ふかん》して眺めておもしろがるという今の時代風潮から少なからぬ影響を受けているのだと思います。カウンセリングの場では、そんな患者さんに対して自分の状況を客観的ではなく、主観的に自分の感情をまじえて話すように伝えます。

そうやって自分の情動をきちんと人に話せるようになると、心の内側で動いている感情に素直になってきます。感情に正直に寄り添うことで感情の流れをよくし、気持ちの澱《おり》やよどみを除いていけるわけです。

こうした作業を続けていくと暗い気分でいるのに変に明るく繕ったりということが徐々に減ってくるのですね。J子さんはもともと感情表現のボキャブラリーがひじょうに少なかったこともあり、「辛い、悲しい、切ない、うれしい、楽しい……」といった言葉に分けて表現するように伝えました。

その甲斐《かい》があってか、最終的には「ウツになりたい病」は消え、それに付随していた摂食障害もよくなったのです。

不倫から起こった「ウツもどき」

「ウツになりたい病」を自分でつくり上げたトラウマでカモフラージュする。そんな例もありました。

その方は中年の主婦で、女子大生のＪ子さんと同様、よくぺらぺらと話し、ちょっと見たところ明るく活発な感じの女性でした。彼女が訴えてきたトラウマとは、警察にひどい仕打ちを受けたことによるものでした。

なんでも駅前の自転車駐輪場近辺に自転車をとめていたら警察官から「こんなところに自転車を置くな」ときつく注意され、足で自転車を蹴飛《けと》ばされたというのです。それで「こんなこと、許せない」と近くの警察署に駆け込んだものの、まともに取り合ってくれなかったらしい。よほどそれが神経にこたえたのか、えんえんと警察の悪口をしゃべり続けるんですね。

しかし、警察によってつくられたというトラウマは、話を聞いているとまったく別のことによる不安心理に連想的につながっていたのです。それというのも彼女は長年、不倫をし続けていたのですが、不倫ゆえのストレスや後ろめたさからイライラ感や不安感が募っていたのですね。

その不安な情動がたまたま警察からされた仕打ちによって触発され膨らみ、怒りとなって出てきたわけです。不倫による不安感は直接出てこず、それが警察への怒りという形に変わって出てきたのですね。

不倫からくるイライラや不安が高じてその女性をウツ気分にさせた。でも、ウツ気分という根暗なモードにはなりたくないから、ウツ状態に落ち込むことに抵抗してしまう。そんな葛藤《かっとう》が警察への怒りと連動し一緒くたになってしまった。だからこそ、余計に警察への怒りが執拗《しつよう》になってしまったのだと思います。

本当は、警察の話は警察、不倫の話は不倫と分けて考えればいいのに、それができないわけです。

この場合も先ほどの女子大生のJ子さんと同じで、トラウマの治療だけをしてもよくならないわけです。不倫からくる抑圧されたウツ的な心理をきちんと聞いて、「ウツ気分になってもいいんですよ」ということを言ってあげないと、快方には向かわないのですね。

実際、その主婦の方はウツもどきという前提でアプローチしていくことで回復されていきました。

自己主張ができないTVマンの口臭不安

私が勤めている病院で、以前口腔《こうくう》外科から紹介を受けてきた患者さんがいました。TV局のディレクターをしている方で、自分の口臭が気になって口腔外科へ行ったのですが、お医者さんにむしろ精神的な問題ではないかと言われカウンセリングを勧められたというのです。

実際、本人の口元に近寄って匂いを嗅《か》いでも、ガムか消臭剤の匂いがかすかにするだけ

で本人が言うようなへんな匂いはしてこないのですね。それで私は、

「ミントのいい香りがしますよ」

と言ってあげたのですが、実はこの口臭が気になるという気持ちは他の悩みに連動して生じたものだったのです。

ＴＶ局のディレクターのような仕事は基本ノリがよくないとやっていけません。ノリのよさを身上にしなければいけないのだから、仕事がらみの誘いには気持ちよくポンと応じないといけない。本人はそう思っていたのでしょう。

断ると、「ノリの悪い奴だ」となる。それゆえいろんな誘いや頼みごとに「ＮＯ」と言えなくって必要以上に仕事が増えてしまったと本人は嘆いていたわけです。また気分的に落ち込んでいるような時にでも無理に付き合って、余計にストレスを増やしてしまっていたのですね。「ＮＯ」と言えないことが一つの悩みになっていたのです。

しかし、「ＮＯ」と言ってノリが悪いと仕事上でダメな奴の烙印《らくいん》を押されるのではないかといっそう不安になってしまうのですね。ですからなかなか「ＮＯ」と言えない。さらに「ＮＯ」と言えない気分には深い理由があった。「ＮＯ」と言ってしまうと「ノリの悪

い自分」⇩「暗い自分」⇩「ウツになってしまいたい自分」という連想が働き、それゆえの抵抗感もあったからです。

でも本心では、誘われても気が乗らない時ははっきり断って自分を貫きたいわけです。そんな葛藤とストレスが口臭不安という形になって出てしまったのだと思います。つまり、たとえノリが悪いと思われても、はっきりと自己主張をするには口をしっかり開けて話さないといけないわけです。

でも現実にはなかなかできない。そこで次のような図式を自分の中で描いたのではないでしょうか。

〈自己主張ができない⇩口を閉ざす⇩口をしっかり開けられない理由を探す⇩口臭がきついから〉

こうすれば、はっきりと自己主張ができないのは、口臭がきついからだという奇妙な理由付けができるわけです。そうすると口臭が気にならなくなるには、ちゃんと誘いを断れるようになればよいはずです。

そのディレクターの方には、気の乗らない誘いは極力断ることを納得してもらうようにしました。

そして半年ほどカウンセリングに通ってもらい、「どんな誘いでもふつうに断れるようになった」と言ってくれるまでになりました。誘いを断ってくると、

「この前こんな頼みごとをされたけど断ったよ」

とか、

「昨日タレントのAから誘われたけど断っちゃったよ」

というようなことをうれしそうに話されるんですね。口臭についてもすっかり気にされなくなりました。

このTVディレクターの方のように職場が明るさとノリを求めるところだと、環境の雰囲気と心理的な落差から、むしろ「ウツになりたい病」の発生率は高くなるのではないでしょうか。

根暗は気質としてあるのではない

「ウツになりたい病」にかかっている人は、「ウツ気分になってもいいのですよ」とどこかで人に言われたいわけですが、こういう人たちは自分が根暗であることを極端に恐れるのです。

そこで私は、根暗は気質としてけっして固定されたものではないということを彼らに言います。そして、自分の根暗を隠すために明るく振る舞ってカモフラージュするという考え方がそもそも間違っているのだ、と。

「明るい音楽を聞けば気分も明るくなるし、暗い映画を観れば気持ちも沈みますよね。気持ちは明るくなったり暗くなったり、絶えず動いていますよね。はじめからずっと暗いということはありえないんですよ」

と話すのです。

さらにもっと納得してもらうために、

「できるだけ速く呼吸してみてください」

というようなことをその場でやっていただいたりもします。そして
「ハッハッハッハッ……」

と激しく呼吸をしてもらった後に
「どうなりました？」

と聞くと、

「すごく胸がドキドキしますね」

と返ってくる。そこでこう言うのです。

「息が荒くなるとドキドキと緊張したようになるでしょう。胸がドキドキと緊張するから息が荒くなるんじゃないんです。つまり気持ちは体調によって自分でつくれるものであって、全然気質なんかじゃないんですよ」

そうすると、明るさも暗さもどちらも自分でつくれるものなのだ、根暗な自分という固定したイメージは何も根拠がないのだと気づいてくれるのです。

暗い気質や明るい気質というものなどそもそもないとわかると、やたら明るく振る舞っている「ウツになりたい病」の人から妙な明るさがだんだん消えてくる。そしてふつうの落ち着きを取り戻してくるのです。

カウンセラーがガードを下げる理由

私はウツ病、ウツもどきの方をカウンセリングする時、自分自身が昔、パニック症候群にかかった経験があることや、現在自分がウツな気分になった時にどういう対応をとるかというようなことを話したりします。それによって患者さんからの親近感や信頼感がぐんと増すことがあるからです。

とくに「ウツになりたい病」の人は、人から根暗と思われたくない心理を持っていることが多いので、逆に私のほうからガードを下げることは効果的なのです。

こちらのガードを下げることで、ウツ気分の自分を素直に受け入れ、それを隠さないで表現してくれるようになります。

一〇代の頃、私がかかったパニック症候群は克服するのに八年間もの長い年月がかかりました。症状としては突然呼吸が苦しくなったり、もう一人の自分が自分自身を俯瞰して、自分の存在をミニチュアのように感じるというものでした。

もっとも、それは私がみずから考えたやり方で最終的に克服することができました。そのコツとは発症した自分をみずからが実況中継のようにしゃべるというものでした。

たとえばこんな感じです。

「あ、植木、呼吸が苦しくなってきました。息がつまってきました。今度は汗も流れてきました。あわてています……」

こんな具合に実況中継を続けていると、不思議なことに次第に症状が落ち着いてくるのです。それはパニックな気分に距離を置くことで冷静になるからでしょうし、またそれによって気持ちに余裕が生まれるということでもあるのでしょう。

逆に「呼吸なんか苦しくない」とか「気持ちがおかしくなったりはしない」と現実を否定するようなことを言うと、なおさらひどくなってパニックに陥ってしまうのです。

カウンセラーは心がウツ気分になった時、技術的にそれを回避する方法を知っていますが、それでも仕事や人間関係の疲れからウツっぽくなることはいくらでもあります。私がウツ気分に陥った時は、そのウツな気持ちやそのきっかけとなったことを徹底して見つめ考えます。何時間でもそうするのです。そこにこの実況中継方式を取り入れたりします。すると、そうやってぐちぐちと考えていることに飽きてくるのですね。「もういいや」という気持ちになる。そうやっていつも心のウツモードから離陸するようにしています。

アイデンティティのためのウツもどき

ウツもどきの二例目として、アイデンティティが定まらないことからくるウツ症状があります。この「アイデンティティのためのウツもどき」は昨今の教育観や親子関係の在り方、世相などの影響もあってひじょうに増えています。

もっともこのタイプのウツもどきは、自分自身が何者かということにふと気がついたり、仕事や家庭における自信を何らかの形で得たりすると、一気に元気になったりするもので、そう深刻な状態に発展することはありません。

ですからウツ気分がアイデンティティの不安定さに由来するものであることがもし見えてくるようなことがあれば、ウツモードからの脱出はそう遠くないと考えていいのです。

アイデンティティと言うと、何となく中高生のころにできるものだというイメージがあります。実際、この概念を提唱したE・H・エリクソンも、青年期に形成されるとしています。しかし最近の若者は、この時期に受験勉強ばかりの生活を送っていたり、親への反抗期も経験しないことが多く、そのため、アイデンティティが形成されるのが二〇代、三〇代へとどんどんずれていっています。エリクソンの定義も今や大きく改められないといけないと思います。

人間形成のもっとも大事な時期に、勉強ができたらえらいとか、優秀な学校に入ることがいいことだというふうな、単一的で表層的な価値観ばかりを与えられれば、その人の内面は育ちません。本当は人として何が大事なのか、充実した楽しい人生を送るには何をするべきなのかといったことを学ぶことが大事なのです。

その点で、今の学校教育制度はまったくダメなのでしょうし、家庭でもそうしたことをちゃんと教えられる親がひじょうに少なくなっているのだと思います。

そしてそのアイデンティティ形成の遅れ方は加速しているように思います。実際、私のところにも、自分が何者なのか悩んで来られる三〇代、四〇代の方が少なくありません。

親との葛藤などで自我が激しく揺さぶられる、疾風怒濤の思春期的な体験を遅れて経験する人は、そんな「自分探し」の答えを見つけるのに五年、一〇年ぐらいは平気でかかったりしてしまいます。その結果、人生において深刻なマイナスの影響が出ることも少なくないのです。

「自分探し」でよく言う「本当の自分」というのは、自分がアイデンティファイできる対象なり、居場所が見つかった状態のことだと思います。

しかし、「本当の自分」の「本当」というのは実は幻想です。「本当」と言うと何か明確ではっきりと言葉にできるものを指すようなニュアンスになります。でも、アイデンティティがスポンと収まる場所というのは往々にして言葉にしづらいものであることが多いのです。

ですから「本当の自分」を血眼《ちまなこ》になって探そうとすると、余計に迷いは深くなってしまいます。「何となく落ち着くな」とか「違和感がないな」と感じる場所でアイデンティティは自然と根付いていくものなのです。

何かを強く求めて自分を築こうというのではなく、「何となく」という〝ふわっ〟とした感覚で自分をとらえていることのほうが大切だと思います。

「きれい」と言われて傷つく女性

「アイデンティティのためのウツもどき」の人は見たところ、どんな感じなのでしょうか。

「ウツになりたい病」の人たちは、前述したように見た目は明るくてとてもウツな気分を内側に抱えているようには見えません。

ところが、「アイデンティティのためのウツ」にかかっている人はそれとは反対であまり明るくはありません。ただ、仕事や家庭生活を送る上で大きな支障を来すようなことはなく、ふつうに社会生活を送っている人が多いのが特徴です。

アイデンティティは千人の人がいれば千通り、一万人の人がいれば一万通りの形があるわけですから、アイデンティティの問題からくるウツ状態もその現れ方は千差万別です。ウツ病だと思って長年治療をしていて、ある時これはアイデンティティの問題だと気がついた。そこでアイデンティティの問題にアプローチしたら、簡単に治ってしまったという例も少なくありません。

あるいは、明らかにアイデンティティの問題だとわかる仕事のできるキャリアウーマンのケースもあったりします。

キャリアウーマンと言うと、一見自我がしっかりしていてアイデンティティが揺らぐことなどイメージし難いところもありますが、実はたまたまキャリアウーマンという役割にアイデンティファイしているだけの〝なんちゃってアイデンティティ〟であることも少なくないのです。

つまり、存在の根のところで自分を受け入れアイデンティファイしていないと、「アイデンティティのためのウツ」にかかる可能性というのは誰しも否定できないのです。

筆者が関わったケースを一例紹介しましょう。

いわゆるキャリアウーマンとは違いますが、銀座のクラブでホステスをしているK子さんも仕事面でアイデンティティの問題を抱えている人でした。年齢は三〇歳。ホステスとしては脂がもっとも乗っていて、お店の売り上げもランキングの上位にいつも名前を連ねる売れっ子でした。もちろんとてもきれいな女性です。美人なのですから、こちらからすると美容整形なんてしなくてもいいのではないかと思うのですが、頻繁に整形手術をされるのですね。

「この前、耳たぶの形をちょっと直しました」とか、「今日はおでこにチップを入れて少し前へ出してきたんですよ」ということを来るたびに話される。もはや整形マニアなのです。しかし、どんなにきれいになっても寂しそうなのです。私が、

「ほんときれいですね……」

と言っても、ぜんぜんうれしそうじゃないのです。そこまで整形に情熱を持っているのだから、「美しいですね」と他人から評価されればうれしいかと思えば、そうではないんで

すね。整形してどんなにきれいになっても「美人の私」というだけでは満足できないのです。

むしろ、お客さんやいろいろな人から「きれいですね」と言われると、逆に不満になり傷ついてしまう。

つまり、K子さんにとって「美しいですね」と自分の美人ぶりを人から誉められることは当たり前のことであって、もはや自分を評価することにはつながらない。そうではないところで人から評価してもらいたいわけです。お客さんのもてなし方とか営業力がすごいといったビジネスウーマンの部分で評価をしてほしいのですね。

聞くところによると、銀座のお店でNO．1ホステスになる女性というのは、そんなに美人タイプではないことが多いそうです。美人というだけではお客さんはそのうち飽きてしまうわけで、長くやっていくには＋α《アルファ》の話術や内面的な魅力が最終的には大きく物を言う世界なのです。

つまり、銀座のホステスとして一流である条件は単に美人であるだけでは満たされないわけです。

K子さんは、自分が銀座で一流のプロフェッショナルであるというプライドを持って仕事をしているのに、美人だからそうなのだろうと単純に周りから見られていると思い込むことでそのプライドがぐらついていたのですね。美人という点以外のところで本当は評価してほしいのに、そうじゃないんだというストレスが募っていたわけです。そのため銀座のホステスとしてのアイデンティティがどこか不安定なものになっていた。

カウンセリングでは、K子さんの仕事ぶりを聞き出し、彼女が優れてプロフェッショナルな仕事をしているということを繰り返し言ってあげました。そんなことを指摘してあげた時のK子さんはとてもうれしそうな顔をしていました。K子さんのアイデンティティはそうやって次第に落ち着いていったのです。

仕事にアイデンティティを見出した主婦

結婚して家庭に入ったものの、主婦という役割に収まらない女性も増えています。

会社を経営しバリバリ仕事をする一五歳年上の男性と結婚したY子さんもそんな一人で

す。

気分がすぐれず家事もままならないというY子さんにウツ病の薬を処方したのですが、いくら飲んでも改善しない。話をよく聞いてみると、結婚したばかりだというのに旦那さんが週に一回しか家に帰らず、そのことの不満がかなりたまっているようでした。

「家に帰ってこないなんて、あの人、私のこと何だと思っているんでしょうかね。女としての私はどうなるんでしょう。ひどすぎます……」

と言ってえんえんと泣くのですね。

もっとも、今の状態を改善するのは旦那さんの気持ちがあることなのでなかなか難しいことです。そこで、Y子さんが気にしていることを掘り下げていくことはせず、

「あなたが今こういうふうになったら最高という状態を教えてください」

と聞いたのです。彼女は、

「そういうのを考えたことがなかったから、わかりません」

と言って帰って行きました。それからしばらく来なかったのですが、一ヶ月ほどして、

「この前言われたこと、考えてわかりました」

と言って来たのです。それで、どういう状態なのですか？　と聞くと、

「私、エステティシャンになったら最高です」

と晴れ晴れした顔で言うのですね。

Y子さんはもともと家庭で大人しく主婦をしているより、外に出て活発に動いているほうが性に合っているのでしょうね。おそらく旦那さんが家にちゃんと帰ってきたとしても、「これで私、いいのかしら？」と悩み始めるタイプなのだと思います。

専業主婦ではなくて、「仕事を持った私」というのが彼女のアイデンティティが落ち着く場所なのでしょう。旦那さんが帰ってこないと言ってウツ病の薬をひたすら飲んでいても治ることはないわけです。

それからは、私と会う時、Y子さんはエステティシャンの学校のパンフレットをいっぱい持ってきて、毎回ここはどうだ、あそこはああだと言って友達みたいに話すようになりました。

そんなカウンセリングをしているうちにウツ状態もよくなったのです。最終的には旦那さんと離婚してウツ気分はすっかり消えました。今はエステティシャンとしてきっと元気

に活躍されているはずです。

トップセールスマンなのに仕事では満足できない

自動車のトップセールスマンでありながら、アイデンティティの問題からウツ状態に陥り悩んでいた方の相談を受けたことがあります。仕事が上手《うま》くいかないとか、仕事が合わないという悩みでウツ気分に陥る人は多くいますが、この方のように仕事で高い評価を得ていながらそうなってしまうというケースも案外と少なくないのです。

「仕事が上手くいっても気持ちが満たされないんですよ。なんなんでしょう？」

と嘆くトップセールスマンのMさんに、私は

「では、どうなったら最高なんですか？」

という前述のY子さんにしたのと同様の質問をしました。Mさんの場合、トップセールスマンという外側からの評価基準は満たされているわけですから、「内側はどうなんですか？」という切り込み方をしたわけです。

そうしたらMさんは即答ができなくて、家でじっくり考えてこられた。それからしばらくして来られてこう言ったのですね。

「家に帰ってちゃんとご飯を食べて、次の日元気に出社できたら最高です」

要するに、仕事に熱が入るあまり車を売る機械みたいになって、人間らしく呼吸をすることを忘れてしまっていたのですね。

だから家に帰ってもそこは、食べるとか寝るとか、単に生命を維持するための機能としての場所でしかなくなっていた。本当は家庭で心からくつろぎたいのに、仕事に追われてできなくなっていた。それがものすごくストレスになっていた。だから、車はもちろん売れたらいいけれど、がむしゃらに一番にならなくてもいい。家族と一緒にもう少し人間らしい生活ができれば、というわけです。

仕事で一番になることが自分にとって収まりのいいアイデンティティを持つことなのだと、Mさんははじめ思っていたのでしょう。ところがどうもそれが違う。トップを求めているうちに人間性が空洞化していって、家庭において居場所がないような気分になっていった。おかしい、おかしいと思い悩むうちにウツ状態になってしまったのでしょう。

Mさんの気持ちの底には、仕事でもそれなりの評価をされると同時に、家庭人としても充足したいという二つのものがあったということです。仕事人と家庭人というふうに分けることなく、それがセットになってMさんという人格やアイデンティティをつくるという感覚を持ちたかったのだと思います。

自分の中でそのような思いを抑圧していたことに気がついたMさんは、仕事に向けていたエネルギーを少しセーブし、家庭を大事にするようになりました。そうしていくうちにMさんのウツ状態も徐々におさまっていったのです。

ところが、家庭人としての信頼感を家族の間で築いてこなかった一家の主《あるじ》が、急に家庭に居場所を求めても他の家族がとまどってしまうところがあります。

家族というのは本来であれば自己愛を満たしてくれる存在であるべきなのですが、家庭をどこかでないがしろにしてきた人の自己愛を、他の家族がそれはかわいそうだと満たしてあげるのは難しいことかもしれません。

人の自己愛を満たしてあげるにはまず共感することが必要です。ハインツ・コフートというアメリカの心理学者は、自己愛を満たしてくれる人の一パターンとして「その人の行動をすぐフィードバックし、鏡のように映し出せる人」をあげています。

これは幼い子どもと母親の関係をイメージするとわかりやすいと思います。たとえばヨチヨチ歩きの子どもに「よく歩けたね。すごい、すごい」と母親が言うのは子どもの自己愛をそこで満たしてあげているのでしょうし、上手にスプーンを持って口まで食べ物を運ぶことができたら「上手、上手」と言ってあげることもそうでしょう。

これは簡単なようでなかなか難しいことです。人が友達を選ぶ時には、基本的に自己愛をお互いにどこかで満たしたりできる関係にあるのでしょうし、仲の良い夫婦や親子は自己愛をお互いに満たし合える関係にあると思います。

家族というのは、本来そのような自己愛をもっとも満たし合える関係になりやすいものなのですが、それが上手く機能している家族というのは今は少ないのかもしれません。

お祓《はら》いでウツ病がよくなった

「カウンセラーって占い師と似たところがありますよね」

以前、ある患者さんからそんなことを言われたことがありました。ここでお話しするのはまさにそれを地《じ》で行くようなエピソードです。

私が働いている病院に一二年間ウツ病で入院していた年配の男性Cさんがいました。これだけ長期にわたってウツ病で悩んでいたのですからこれは本物のウツ病と言えそうですが、私はそうとは言い切れない可能性も感じていました。

自殺の可能性もあるということで抗ウツ剤を何種類も服用し、たまに街に出て散歩することはあるのですがほとんどは病室で何もせずにボーッと過ごしているような方でした。抗ウツ剤を飲み続けても一向に改善しないということは何か他のアプローチが必要ということです。しかしなかなかその手がかりがつかめなかったわけです。

私がたまたま回診でCさんと話している時、何かよくないものでも自分に憑《つ》いているのではないかというようなことを話されたので、

「お祓いでも受けられたらどうですか？」

と半ば冗談で言ったのです。飲食関係の仕事をしている仲の良い知り合いに副業でお祓いのようなことをしている人がいるので、その人を紹介してもいいですよ、と。

私自身はそうしたものを本気で信じているわけではないのですが、お祓いという行為自体がどこかカウンセリングの仕事と通じる要素を持っているということは感じていました。そしてCさんのような患者さんはお祓いに類することをやってみたら何か道が開けるかもしれないとその時、ふと直感で思ったのですね。

すると、Cさんは本当にその気になって、私が紹介した祈禱《きとう》師のところへ出かけて行ったのです。そしてお祓いを受けると、そのCさん、

「先生、なんかいいみたい」

と言うのですね。そして本当にウツ状態がよくなった。すっかり治って退院されたのです。

その時、この一二年間の治療は何だったのだろうとつくづく思いました。

結局、Cさんはアイデンティティのためのウツもどきだったと思います。ウツもどきの場合はこのようにほんのちょっとしたきっかけでパズルが一瞬にして解けるような状態になることが往々にしてあるのです。

Cさんの中でお祓いがどう機能したかというと、

〈Cさんが自分のウツは前世の因果や霊的なもののせいでそうなっているのだというストーリーをつくり出し信じ込んだ⇩おかしなものが自分に憑いているので自分が本来の自分でなくなってしまっている（つまりアイデンティティがぐらつき、失われかけている）⇩お祓いでおかしなものが取り除かれた⇩祈禱師に「もう大丈夫です」と言われ、Cさんは元の自分に戻ることができたと感じた（アイデンティティの安定）⇩アイデンティティの揺らぎからくるウツ状態が消える〉

こんな形で長年患ったウツの症状が消えたのではないかと推測しています。Cさんに限らず、このようにお祓いや占いでウツ症状がよくなることは意外とあるんじゃないかと思います。

カウンセラーの立場としては、そうしたものをもっと研究し、臨床の現場に役立てていきたいと思っています。

若い女性の間で急増中、「新型ウツ」というウツもどき

ウツもどき三例目の「新型ウツ」は今、とくに一〇代~三〇代の若い女性の間で急増しています。どちらかと言うと、いい大学を出て、いい会社に入って、あまり挫折《ざせつ》もなく順調にやってきたような人が多いのも特徴です。

新型ウツは従来のウツ病の人とさまざまな特徴において対照的なところがあります。そこで、ここではウツ病を引き合いにしながら、新型ウツについてお話ししたいと思います。

この新型ウツの特徴としては、このタイプの人は見るからに印象が暗いのです。たとえば、ウツ病の人は見た目の印象が暗いという強いイメージがありますが、実際は暗いと言うよりボーッとした感じを受けることが多いのです。

ですから、新型ウツの人とウツ病の人をカウンセリングの現場で傍《はた》から見れば、新型ウツの人のほうが病態として深刻な印象を与えると思います。

ウツ病の患者は四六時中、頭に霞《かすみ》がかかったような二日酔いのような疲労感を感じているのでボーッとした状態になるのだと思いますが、新型ウツの人はある特定の条件のもとでだけウツ的な症状を表すのです。

私のところにTV局のディレクターをやっている三〇代半ばの女性、M子さんがこの新型ウツになってカウンセリングにみえているのですが、M子さんのふだんの行動を聞いていると、本当にウツ状態なの？　という気持ちになってきます。

昨日は仕事を休んだと言うので、「どうしていたの？」と聞いたところ、午前中はエステサロンに行って午後はボーリング場へ行って三時間くらいボーリングをやっていたと言うのですね。

ちょっと信じられないようなすごいエネルギーです。鬱々と全身から暗さを発している目の前にいる彼女は、もしかして演技でもしているのではないかと思ってしまうほどです。

彼女の場合、職場における上司との関係が悪く、それが深刻な抑ウツ気分をもたらしていました。

「上司のAさんは私のことを認めようとしない。私はもっと仕事ができるはずなのにAさんは自分を干そうとしているんです。彼のせいで私らしさを発揮できないまま不完全燃焼を続けるのは本当に辛い」

こんな調子で切々と辛い気持ちを訴えるのです。

会社を休むと、エステへ行ったり、ボーリングへ行ったりしてひじょうに元気になるものの、会社で嫌な上司と顔を合わせると途端にウツ気分に陥ってにっちもさっちもいかなくなるというのです。

このように、新型ウツの人は、会社へ行っている間はウツになるけれども、週末になると趣味の釣りやダイビングなどに出かけるという傍から見ると本当にウツ状態なのかと思ってしまうようなことをするのです。実際、会社を休んでいる間にハワイやらヨーロッパに旅行へ行ったという新型ウツの人もいらっしゃいます。

ですが、会社に再び出勤するとウツ症状に陥ってしまうのです。そんな落差が周囲の人を戸惑わせたりするのですね。

現実的な計算をちゃっかりする新型ウツの人たち

M子さんもそんな新型ウツの特徴的な行動パターンを示していたわけですが、その結果一種の出社拒否のような状態になっており、二度目の来診の時には仲の悪い直属の上司のさらに上の上司を連れてきたのです。

つまり、その上司の前で、自分のウツ状態を専門家に告白している姿をちゃんと見てもらって、一ヶ月の長期休暇を取る算段をしているわけです。

自分が使える権利といったものに対して新型ウツの人はひじょうに敏感です。現実感覚が鋭いのです。彼女も会社の雇用システムのことをよく調べていて、二ヶ月以上休むとボーナスに響くとか被雇用者のいろいろな細かい権利事項を頭に入れていました。

筆者の知見上、新型ウツの人は頭のいい人が多く、こうして与えられた権利をフルに活用して自分の存在を主張することに優越感を持ったりする傾向があります。

もっとも彼女の行動を客観的に見れば、社員としての権利をフルに活用して長期休暇をしばしば取ることは、長い目で見ると会社内の評価はマイナスになります。

そうしたことに気が回らないのは、客観的視点が欠けているからに他なりませんが、実際、新型ウツの人は主観性が強いがゆえにそういう傾向を多分に持っていることが多いのです。

新型ウツタイプは他人を責める

新型ウツの人は、ＴＶディレクターのＭ子さんが上司を責めるように、他人に対して攻撃的であるという他罰的な傾向を持っています。

そこがウツ病とは違うところです。ウツ病患者たちは自分を責めます。これを自罰的と言いますが、こうした自罰的な傾向は新型ウツの人には見られません。

あくまで問題は自分にはないという認識なのです。いつも悪いのは親であったり、友人であったり、同僚や上司であったりするのです。

一方、自分を責めるウツ病患者はＭ子さんのように会社の制度をフルに利用して長期休暇を取るようなことはなかなかできない。そんなことをすると会社に対して申し訳ないと思うわけです。

仮にそんな長期休暇を取る状態になってしまうと、ウツ病の人は自罰感がひどくなって、ウツ状態をさらに悪化させてしまう可能性を孕んでいます。

新型ウツの人は「私」の意識が強く、そのため周囲に責任転嫁してしまう他罰的傾向が強くなるとも言えます。視野が「私」に偏って「公」が入ってこないのです。

その点、ウツ病の人は客観的にものごとを見られる傾向があり、「公」ということを強く意識するのです。

ただ、そのように他人の目に敏感であるゆえに、自分がウツ病であるということをなかなか認めようとしないのです。ですから、治療では本人の認めたくないという意識をほぐしていくことからやっていかなければならないこともままあるわけです。

そういう面が強いため、ウツ病の人は、いきなり「私はウツです」と言って診察の門を叩《たた》くことは意外と少ないのです。原因不明の頭痛が続くとか、なぜか関節痛がしばしば起こるとか、体の不調を内科などで診察してどうも理由がよくわからない。そこで精神科にまわされてきて、はじめてウツ病と診断されることがよくあるのです。

新型ウツの人は励ますと怒る

よくウツ病の人に「頑張れ」と言うのは禁句であるという専門家がいますが、私はケースバイケースだと思います。しかるべきタイミングで言えば、効果的なことがあるからです。

ウツ状態のどん底にいるような時にそんなことを言えば、たしかに余計なプレッシャーをかけるだけでマイナスにしかならないでしょう。

しかし、本人が何か浮上するきっかけをつかみかけているな、というタイミングを見計らえば、それは有効に働きます。潮目が変わったなという時に、そっと背中を押すような励まし方をするのです。

ところが、新型ウツの人にはそのような情に響くような励まし方は通用しないのですね。

むしろムッとされたり、不機嫌になってしまったりする。

それは励ますということが、「あなたに問題があるんですよ」というニュアンスにどこかなってしまうからだと思います。

前述のように、新型ウツの人は自分を責めるのではなく、他人を責める他罰的傾向が強いですから、自分に問題があるというふうに見なされると理不尽な気持ちになるのだと思います。

ですから、新型ウツの人には、流れが変わってきたな、ここで背中を押すようなことをしようかという時は、その人が置かれている客観的な状況を説明して、たとえば「これ以上会社を休むと、不利になりますよ。だからそろそろ行ってみましょうよ」といったことを言うのです。

「頑張って」のような励ましだと反発されますが、こんな感じで話すとすんなり受け入れてくれたりするのです。

あるいは、「あなたほどの人が仕事を休むなんてもったいないと思いますよ」ということも言います。ウツ病の人は自己評価があまり高くないのですが、新型ウツの人は自己評価が高い人が多い。そこをちょっとくすぐると前向きなエネルギーが出てくるきっかけとなることがあるのです。

人間的成長がないためにウツ状態を繰り返す

新型ウツの人はこのように自分にも問題があるという認識を深めることなく回復していくんです。

しかし、そこには落とし穴があるのです。つまり、前述のＴＶディレクターのＭ子さんのような人であれば、ウツ状態の原因は会社の上司にある、という具合に他人に責任を転嫁していくので、ウツ症状を起こしやすい本来の要因を自分の中に探ろうとしない。その結果、新型ウツになりやすいという本人の内面の構造が何も変わらないわけです。

そのために、同じような環境や条件のもとで仕事や生活をし続けていると症状が再発しやすいのです。

ですから、新型ウツの人はよくなって姿を見せなくなったと思ったら、また何ヶ月後かに相談に来たりするのですね。

そういう際限のない再発、という意味では深刻であり、ウツもどきと言って簡単に片づけられるものではないと思います。そこにはウツ病とは違う厄介さ、治療の難しさがあります。

従来のウツ病にかかる人は呻吟《しんぎん》しながらも自分の内面を見つめていくので、ウツから回復した時には動物が脱皮したような人間的な成長があるものです。

しかし、新型ウツの人はそうしたきっかけを持たないため、人間的な成長というものがなかなかないのです。

つまり、成長がないからこそ新型ウツの人たちは症状を繰り返しやすいとも言えるわけです。ですから、そういうタイプの人たちに対しては、人間的成長というテーマを積極的に視野に入れたカウンセリングの手法を開発していく必要が今後あると思います。

第三章　ポジティブシンキングとウツ症状の侮れない関係

ポジティブシンキングはウツ症状を加速させる

前章でも少し触れたポジティブシンキングは、現代人にとってはもはや必須アイテムのような生き方の一つになっているように思います。それはある人によっては宗教のような篤い信仰の対象であったりします。

ポジティブシンキングの流行は、「根暗《ねくら》」が嫌われ、マイナスと見なされる風潮の裏返しでもあります。

ここまで広く浸透しているポジティブシンキングですから、それはどこから見てもこの上なくいいことで正しい考え方であると誰しも思っています。たしかに積極的なプラス思考そのものはいいことです。

しかし、心理学の立場から見ると、実はいろいろと大きな問題を内包しているものなのです。

とくに近年増えているウツもどきの人たちの中には、強いポジティブシンキングによってウツ的な症状をまねいたり、そうした状況からなかなか抜け出せないというケースがよく見受けられます。

私は、ウツもどきの患者さんに認知療法として、ウツ状態をまねきやすい自分の思考のクセに気づいてもらうことがあります。しかし、その際、「そんな考え方はネガティブだからポジティブに変えていきましょう」といったことは一切言いません。

ネガティブな状態にある人をポジティブに持っていくのは、今そうあらざるをえないその人の存在を否定することになってしまうのです。

ですからポジティブに誘導しようとすることには相当に慎重でなければいけないと思います。

ポジティブシンキングがなぜそんな問題を起こすかと言うと、それが時と場合によっては、心に対してひじょうに不自然な圧力をかけるものだからです。

たとえば、天気を例にとるとわかりやすいかもしれません。晴れが好きと言っても天気はいつも晴れてはくれません。曇ったり雨が降ったり、絶えず天気は変化しています。晴れだけや雨だけの天気はありえません。

自然というのは、絶えず変化するものです。人の心も自然と同じです。明るくなったり、暗くなったり、笑ったり、泣いたり、怒ったり、絶えず変化するものです。

その変化を自然と受け入れることが、心にとってはもっとも負荷がかからないのです。

しかし、ポジティブシンキングが強いと、心のプラスの面だけを受け入れてマイナスの面は否定したり排除しようとするという不自然な動きになってしまいます。

その不自然さは心が辛《つら》い時や悲しい状態にある時には大きな負担となります。

そんな時に無理にポジティブシンキングをしようとすると、かえって苦しくなってウツ気分に陥ったり、ウツ病やウツもどきにかかっている時にはいっそう深いウツ症状をまねいたりするのです。

現に強いポジティブシンキングがウツ病やウツもどきへの引き金を引いたり、あるいはそこからなかなか脱出できない原因をつくることは臨床の現場ではよく見られることなのです。

ポジティブシンキングで窮地に追い込まれる

では、具体的にポジティブシンキングがどのようなマイナスの影響を及ぼしているか、実際の例を見てみることにしましょう。

私が以前カウンセリングをしていた三〇歳過ぎのある女性、N子さんはポジティブシンキングが強いため自分を追い詰めるタイプでした。

N子さんは某IT企業で総合職についているOL。でもバリバリ働くキャリアウーマンという感じではなく、幸せな結婚をして家庭の主婦におさまればそれでいいぐらいの気持ちで無難に仕事をこなすOLでした。そんな彼女には三年近く付き合っている違う部署の二歳年上の男性がいました。彼は仕事ができてその上、女性にもてるタイプでした。

ところがいよいよ婚約しようかという時、彼の浮気が偶然に発覚、それが原因で結局別れる羽目になってしまったのです。

N子さんにとっては心に大きな傷を残すことになりました。しかし、落ち込んでばかりはいられません。

彼女は心の空洞を埋めるべく、以前はそれほど強い情熱を持っていなかった仕事に対し積極的に取り組むようになったのです。彼のことを「忘れよう、忘れよう」という気持ちに拍車をかけるかのようにがむしゃらに仕事に打ち込んでいったのです。

ちょうど年齢やキャリア的にも脂が乗ってきて、後輩たちを教育し、引っ張っていく立場にありました。

N子さんはもともと性格的に明るく、場の雰囲気を盛り上げるタイプです。そんなキャラクターイメージは当然、周囲からも期待されますから、彼と別れて落ち込んでいる姿を職場で見せるわけにはいきません。

「今は苦しいけど、ポジティブシンキングがあれば乗り切れる」

そう思ったN子さんはつとめて明るく振る舞うようにしました。これまでもちょっとしたしんどい局面では、ポジティブシンキングで乗り切ってきたという自負もありました。

ところが、それまで仕事に対しては適度に力を抜いてやっていたのを急にエンジンをフル回転の状態にしたことで無理が出てきたのです。

気負い過ぎから疲れがたまり、仕事でミスを連発するようになったのです。失敗が重なってくると、「結婚の夢が破れた私」⇩「結局何してもダメな私」という連想が働いて気分的には深く落ち込むのですが、みんなの前ではそんな姿を見せられません。

ポジティブシンキングで無理に自分を奮い立たせ、元気よく振る舞い、どこかひきつったような笑顔で同僚たちと接するN子さん。

ところがそんな不自然さに気がつかないのはN子さん一人で、周りはN子さんのことを「無理しているな、痛々しいな」と思っていたそうです。

N子さんはそんなことを繰り返しているうちに、体調もおかしくなり、朝起きられない、会社に行くのが辛いといったウツ状態になってしまったのです。

N子さんのような例はけっして特殊なものではありません。ポジティブシンキングは時と場合によってはこのように心を追い詰め、壊してしまうことすらあるのです。

「もうひとりの自分」との落差に心が壊れる

なぜ、N子さんはポジティブシンキングによって追い詰められ、ウツ状態になってしまったのか。その理由をもう少し詳しく見てみることにしましょう。

N子さんのように心がくじけそうな時にポジティブシンキングをする場合、頭の中には「明るく積極的で強い自分」というイメージがあります。

しかし、心の底では、辛くて辛くてたまらない、弱りきって今にも倒れそうな「もうひとりの自分」がいるのです。

つまり、ポジティブシンキングによって、「もうひとりの自分」を無視して、強い自分を演出しているわけです。「心の底にいる自分」と「ポジティブに振る舞っている自分」とはあまりにもかけ離れているのです。

その距離があればあるほど、心は激しく葛藤《かっとう》し、疲れてしまいます。そんな強い矛盾とギャップを抱えて日々過ごしていれば、やがて心身とも悲鳴を上げるにきまっています。

図7　ポジティブシンキングで心は折れやすくなる

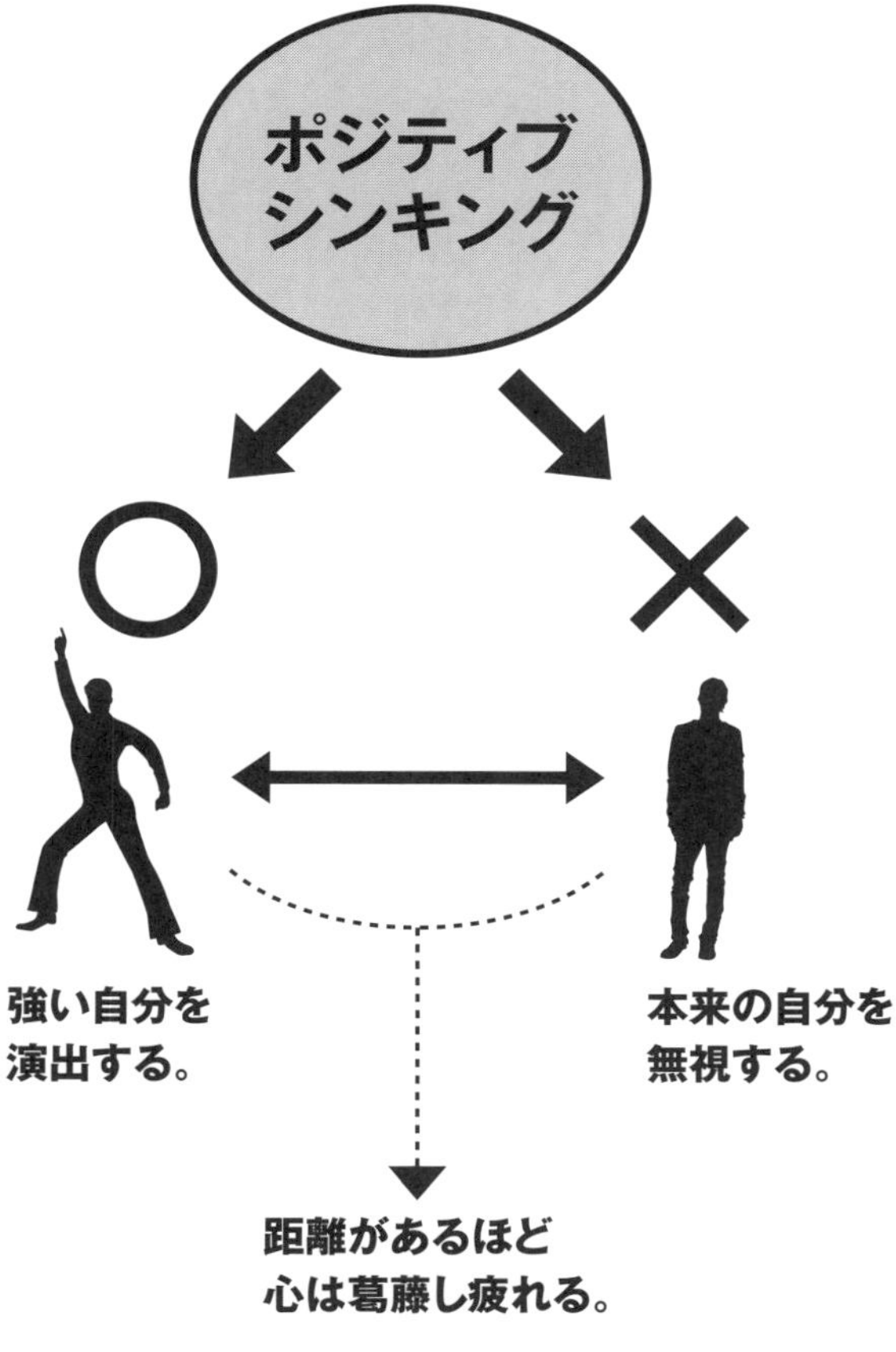
ポジティブシンキング
○
×
強い自分を演出する。
本来の自分を無視する。
距離があるほど心は葛藤し疲れる。

そんな緊張した状態に置かれた心は、何かのちょっとしたきっかけで簡単にポキンと折れてしまうほどもろくなっています。

本来心を強くしようとやっているポジティブシンキングが、ここでは見事に逆の作用を果たしているのです。

ポジティブシンキングは心を強くするのではなく、心を折れやすくする。そういうことも時にはあるということです。

そして、このような状況でおこなうポジティブシンキングというものは、まぎれもなく現実逃避の一つの形です。辛いこと、悲しい現実から目をそむけ、必死で忘れようとする行為は、人間的な成長をしていくチャンスをみずから捨てているようなものです。

なぜなら、人間の本当の意味での成長は、自分の弱さやダメな部分を見つめ、そこから変わっていくことにあるからです。

弱い自分、悲しい自分に正面から向き合わないかぎり、問題が本当に解決することはありません。そういう辛い時期こそ、とことん自分のことをじっくり見つめ直すいい機会なのです。

竹は節をつくって伸びていきますが、人も辛く悲しい時に自分と向き合うことで次の成長につながる節をつくることができるのです。

そんな時にがむしゃらなポジティブシンキングでうわべだけの元気を装うのは、自分の成長をさまたげることになってしまいます。

現実逃避のようにポジティブシンキングを使うことは、自分をむなしく空回りさせるだけで、やがて生きるエネルギーをなくして燃え尽きることになってしまうのです。

「塩塗療法《しおぬりりょうほう》」で辛い記憶から脱却する

それではN子さんのように、深い心の痛手を負ってしまった場合、どうすればいいのでしょうか。

ポジティブシンキングやプラス思考が、意図するところと正反対に作用するとすれば、他にどんな方法があるのでしょうか。

カウンセリングをしていて、

「どうすれば早くこの痛手から立ち直ることができるのでしょうか……？」

といったことをよく聞かれます。

気持ちはわかりますが、基本的には「早く」ということは考えないほうがいいと思います。心の傷に塗ればぱっと治ってしまう魔法の薬があればいいのですが、心が癒えるにはそれ相応の時間はかかるものです。

それを「早く」と思うと、N子さんのケースでお話ししたような無理なポジティブシンキングの結果、ウツもどき、あるいは本格的なウツ病になってしまったりするのです。

実際、ウツ病の治療などで、患者さんが過去の体験にこだわってトラウマ的な感情を澱《おり》のようにためている時、それを忘れましょうと言っても簡単にできる相談ではありません。早く忘れようと思えば思うほど、しつこく嫌な記憶はつきまとってしまいます。

それを証明したのが、心理学における白クマ曲線理論というものです。実験で白クマの

図8　塩塗療法で辛い体験から脱却する

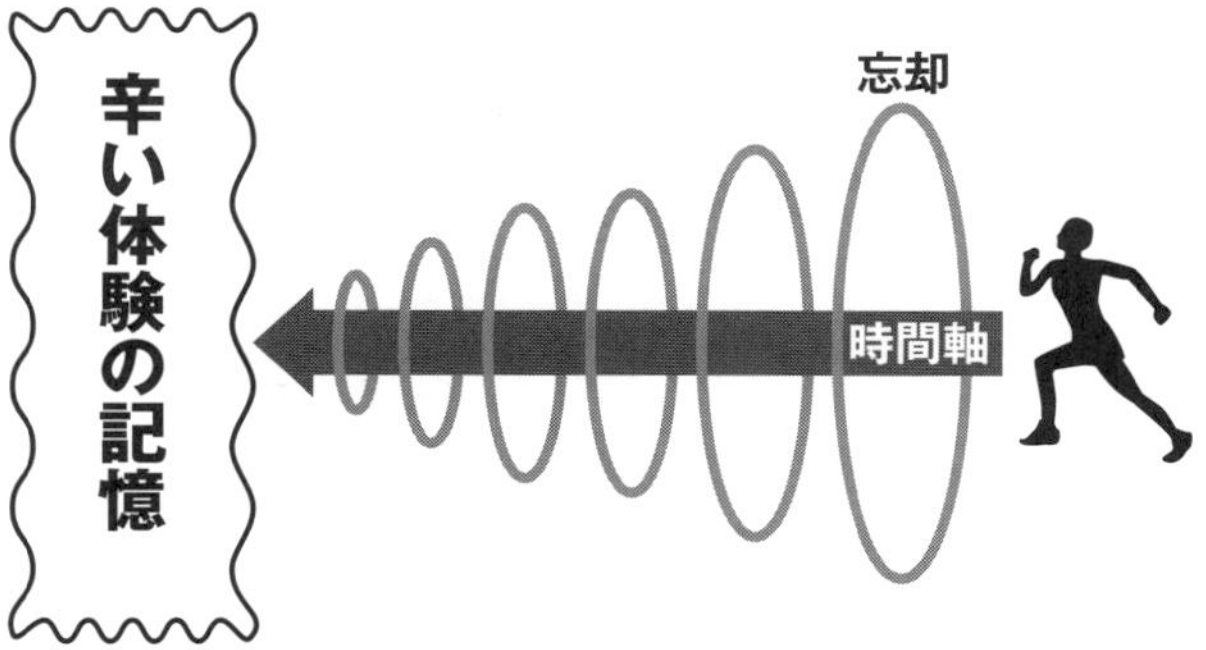

辛い記憶に真正面から向かい合い、どっぷり浸かると、早く忘れられる。

映像を被験者に見せ、一方のグループには白クマのことを記憶するように言い、もう一方のグループには白クマのことを今後なるべく思い出さないように言います。

ところが、実験から一年を置いて白クマのことを覚えているか記憶率をチェックしてみると、覚えているようにと言われたグループのほうが忘れるように言われたグループより覚えが圧倒的に悪かったのです。

つまり忘れようとする意識は、かえってその対象を強く記憶に刻みつけることになるわけです。


もっとも、心の傷が癒える時間を少しでも短くする方向に持っていくことは方法的に可能です。

治療が必要な従来型のウツ病ではなく、悩み相談やウツもどきレベルの人からの先のような質問があれば私は、

「しみるけど、傷に粗塩を塗り込むことですよ」

とアドバイスします。これを私は「塩塗療法」と呼んでいます。

「塩塗療法」とは心の傷に向き合って、じっくりその悲しさや辛い感情を掘り下げるという方法です。いわば「攻めのネガティブシンキング」です。

心の傷から目を背けるのではなく、傷に向かい合う。傷に向かい合えば悲しさや辛い感情が生々しく甦《よみがえ》り、いっそう悲しく辛くなります。それでも積極的に悲しく辛い気分にどっぷり浸ってみるのです。激しく落ち込んでもいいのです。苦しいでしょうが、そこから逃げないで、傷のヒリヒリ、ジンジンするような痛みをあえて感じるのです。

実はそうすることが、早く辛いことを忘れ、傷を癒すことになるのです。すなわち、脳の「忘却する能力」を刺激するのです。

人の脳には、記憶する能力がある一方、忘却する能力があります。忘却する能力は、仕事のミスを起こしたり、「物忘れがひどい」といった愚痴など、マイナス面が強調されがちですが、一方でプラスの面も大いにあるのです。

それは、嫌なこと、辛いことも忘れることができるということです。プラスのことだけでなく、マイナスのこともすべて何もかもいつまでも覚えていれば、人の脳は容量をオーバーして整理と収拾がつかなくなってしまいます。

図9　ネガティブな出来事の「忘却曲線」

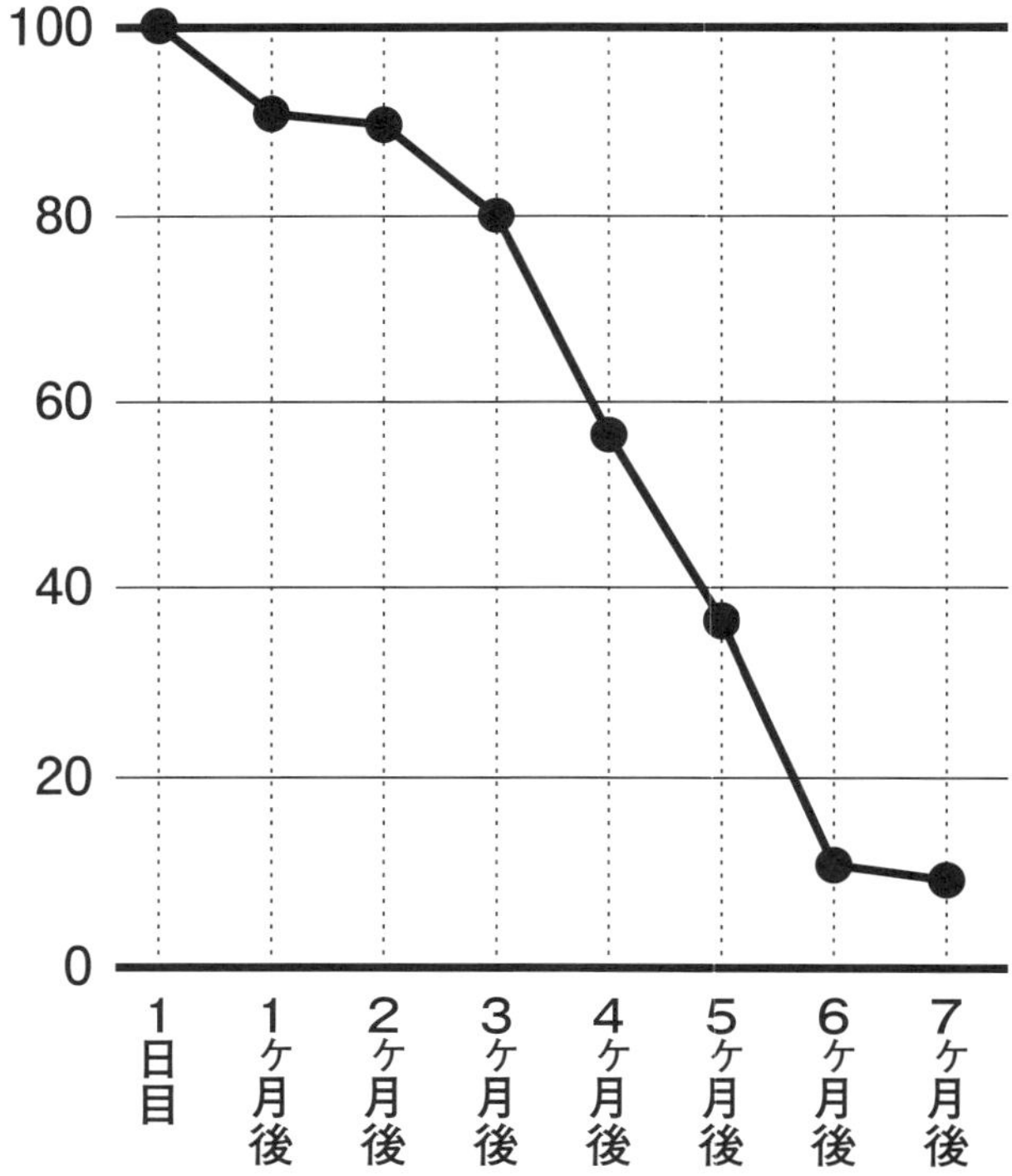

このグラフからわかるように、悲しいことやつらいことは3ヶ月まではなかなか忘れられませんが、3ヶ月を超えると急速に記憶率が下がりはじめ、6ヶ月たつとほとんど忘れることができます。

著者提供の資料より作成

そういった意味で人間の脳はひじょうに合理的にできているものなのです。

N子さんのようにアイデンティティがおびやかされるような失恋体験、喪失体験でも、重度のウツ病でないかぎり脳が持つ自然な忘却能力にゆだねれば、半年から一年くらいかけてゆっくり消えていくのです。

どれほど辛いことでも、半年から一年かければ、ふだんの生活や仕事が支障なくおこなえるほどには忘れることができるのです。この忘却していく過程をグラフ化したものを忘却曲線と呼んでいます。

心の傷に塩を塗り込む「塩塗療法」は、この忘却曲線を短くしてくれる効果があるのです。

辛い時は徹底して落ち込むのがいい

忘却曲線は、白クマの話のように意識的に忘れようとすると反対に長く延びてしまいます。本来ならなだらかなカーブを描いて下がっていく忘却曲線をでこぼこしたものにするからです。

「塩塗療法」が効果的なのは、悲しいことや辛い記憶をもっとも自然な形で忘却曲線にゆだねるので、曲線がもっともなだらかなカーブを描くからです。

白クマを忘れようとするほど、心の中にいる白クマは消えてくれない。悲しみや辛さに正面から向き合わず、「忘れよう」と思うほど幽霊のように立ち現れるのです。

でも、「塩塗療法」のように傷に向き合って塩をたっぷり塗るようなことをすると、忘却曲線はぐんと縮まるのです。

それが悲しさや辛さに対する弔《とむら》いのセレモニーになるわけです。

ですから、辛い時や悲しいことがあった時は、それを忘れようとポジティブシンキングで自分を無理に追い込んだり、憂さ晴らしをしたりすることは禁物です。

たとえば、N子さんのように失恋をした時は、にぎやかな繁華街へ出て気を紛らわすよりは、家で一人メランコリックな音楽をかけて、涙を流したりしてひたすら暗く落ち込むべきなのです。

心が傷つき極端に暗くなっている時は、その気分に同調するような環境に身を置いたほうがいいのです。そのほうが、結果的に早く立ち直り、元気になるのです。

私自身、嫌なことがあった時には少しでも早く忘れようとは思わないで、反対にそのことをじっくりと考えることにしています。心底、辛いことはうめくような気持ちになりますが、そこで気分転換をしようなどとは思わず、しつこく何時間でも一晩中でも考えるのです。

そうしているとだんだん「もういいや」という気分になってくるのですね。考えることに飽きてくるわけです。結果的にはそのほうが早く嫌な状態から抜け出すことができるのです。

森田療法は白クマ曲線理論をうまく利用している

この「塩塗療法」は、神経症の治療で評価されている森田療法でおこなう絶対臥褥《がじょく》と同じ方法論と言えます。絶対臥褥とは、治療開始の最初の一週間は部屋に閉じこもって一切外に出ないようにするというものです。

絶対臥褥は部屋にずっと閉じこもって気晴らしを禁じられている状態ですから、おのずと自分の内面に向かわざるをえないわけです。自分の心の痛みと徹底的に真正面から向き合うのです。

森田療法ではその一週間の絶対臥褥を経ると、次に庭の掃除や植木の手入れなど体を使ったさまざまな作業を体験させます。体を四六時中使うことで頭で考える時間を少なくさせるわけです。つまり内面にとらわれた状態から解放させるんです。

森田療法ではこれを「計《はか》らわない」という言葉で表現します。何も考えない「計らわない」状況は、もっともスムーズにトラウマの記憶を忘却曲線に乗せてくれます。

このように「塩塗療法」となる絶対臥褥をやった上で自然な忘却曲線にトラウマの記憶をゆだねる森田療法は、その意味で白クマ曲線理論を巧みに応用していると言えるでしょう。

辛い記憶を無理に気分転換したり、ポジティブに持っていこうとすると、いつまでも火種が残った状態となってなかなかトラウマの記憶からふっきれることができなくなってしまいます。

ですから、ウツ病の患者さんから「気分転換にハワイに今度行ってきます」というようなことを言われると、こちらの立場としては「それはいいですね」とは言えないのです。むしろ、そういう時は要注意なのです。

つまりトラウマに対しては「白クマは忘れよう」でなく、「白クマは覚えろ」なのです。「嫌な記憶は忘れよう」ではなく、「覚えよう」でいくのがいいのです。

ウツ傾向の人がとらわれているトラウマの記憶は、このように白クマ曲線理論を利用した「塩塗療法」で対応するといいのです。

「認知的不協和」が心の傷を深くする

早く忘れたいことを「忘れよう」と努めると、なぜ記憶にいつまでも残って離れないのでしょうか。心理学では、これを「認知的不協和」効果と言います。

「認知的不協和」というのは、簡単に言うと相容れない矛盾した二つのことが同時に起こり、そのため強い葛藤《かっとう》を感じることを言います。それゆえ葛藤が起こっている対象が深く心に刻まれるのです。

たとえば、明るく振る舞っているのにどこか陰がある美人に男性が惹《ひ》かれたりするのは、この「認知的不協和」効果と言えます。

まったくさえない外見なのに仕事ではひじょうに優秀な男性に対して女性が惹かれるのにも「認知的不協和」効果が含まれているかもしれません。

あるいは、ひどく外観がみすぼらしいのに出された料理がとても美味なお店などはやはり「認知的不協和」効果によっていつまでも記憶に残るのではないでしょうか。

このように善いことに対して「認知的不協和」効果が働くのは、その対象にいっそう魅力を感じて楽しいことなので斥《しりぞ》ける理由は何もないのですが、嫌なことや辛いことに対して「認知的不協和」が働く時は問題です。

失恋の痛手を負ったN子さんが強いポジティブシンキングを試みた結果、ウツ状態になってしまったのは、ポジティブシンキングで無理をしたためにこの「認知的不協和」が起こったからです。

つまり、「失恋して心がずきずき痛い」という感情と「できるかぎりポジティブに心を鼓舞しよう」という意志の働きは、相容れない矛盾した二つの気持ちが共存する「認知的不協和」の状態にあったということです。

人は「認知的不協和」という葛藤状態に置かれると、忘れたい心の痛みがより強調され、記憶が鮮明にいつまでも残ってしまうのです。

自然に放っておけば、忘却曲線がゆるやかに下降していくはずのものが長く延長され、いつまでも記憶に引っ張られることになってしまうのです。

また、失恋のようなケースは、この「認知的不協和」効果だけでなく、「未完結感」というのも加わってさらに辛い記憶が引っ張られることになるものです。「未完結感」というのは、問題が未解決なまま終わってスッキリしない気分のことを指します。

TVの連続ドラマでいいところで番組が終わると、その先の結末が気になって仕方なくなったりしますが、まさにこれが「未完結感」です。

図10　トラウマになるような辛い体験をしたときの対応法

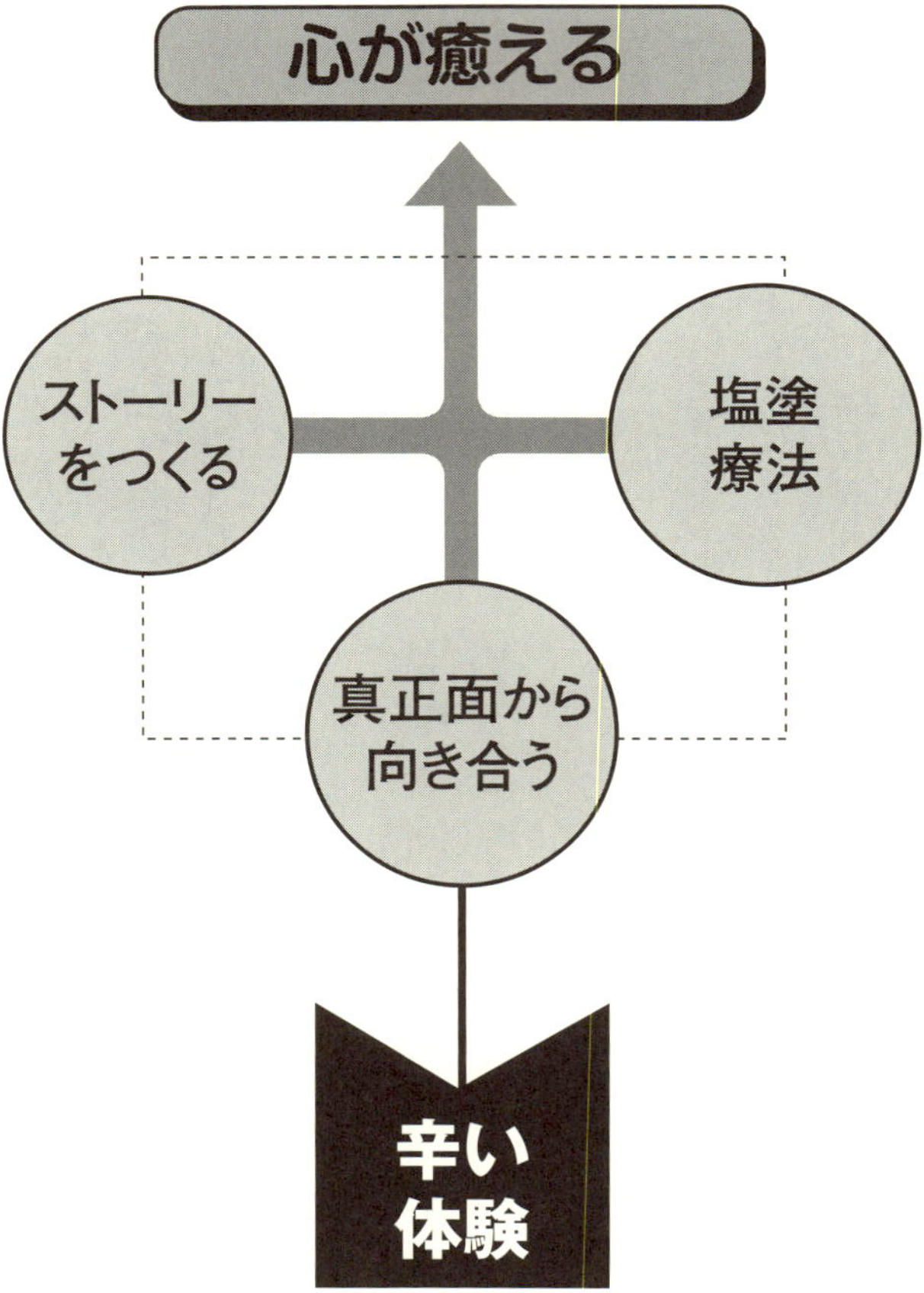

「えっ！　これでお終《しま》い……？」という気持ちが強く残って、次回放映されるTVドラマの続きを絶対見ようとなるわけです。

しかし、これが失恋であったり、順調に進んでいた仕事のプロジェクトの挫折《ざせつ》であったりすると、「未完結感」によっていつまでも長く悔いが残るのです。

こうした「認知的不協和」や「未完結感」があると、忘れることの難しい悲しみや辛さが、いっそう忘れられなくなってしまうのですね。

ですから、早く忘れてしまいたい、記憶が薄らいで欲しいという問題に対しては、次のような順番で作業をしていくことが大切なのです。

①真正面から向かい合い
②塩塗療法によって成仏させ
③自分の中でその悲しく辛いストーリーの結末をつくって「未完結感」をなくす

こうした対応方法をしっかり覚えておけば、多少辛いことや悲しいことがあっても、心を壊してウツな気分に陥ってしまうようなことはないはずです。

その時は痛みが激しく感じられるでしょうが、それはほんの一時のことです。その状態が過ぎれば、あとは自然な形でゆるやかに心が癒えていってくれるはずです。

状況によってポジティブシンキングを出し入れする

これまで見てきたようにポジティブシンキングのマイナス作用の面は意外なほど大きなものであり、それゆえ無視できません。その一方で、もちろん、プラス面もいろいろとあるわけです。

つまり、ある条件ではプラスに働き、別のある条件ではマイナスに働くものであるなら、どういう時にポジティブシンキングを使うのが望ましいのでしょうか。

私は基本的にはその場しのぎの感覚で使うのがもっともいいと思います。

たとえば、はじめてのデートで「相手に気に入られないかもしれない」と思うよりも、

「きっと気に入ってくれる」と思ったほうが、上手《うま》くいくでしょう。

あるいは、仕事で大きな商談にのぞむ時には、「もしかしたら上手くいかないかもしれない」と不安を感じるより、「きっと成功する」と考えたほうが成功率は高くなるはずです。

また、サッカーの選手が試合でＰＫ合戦になった時、「ゴールを外すかもしれない」と緊張してしまうより、「入れてやる」と念じたほうが、いい結果をもたらすと思います。

ポジティブシンキングはこのような場面でこそ、そのプラス効果を発揮するのです。ただ、それはあくまでもその場しのぎの対応策と心得たほうがいいでしょう。

ところで、ポジティブシンキングを盲信してしまうと、ついつい自分の都合のいいようにものごとを解釈したり、表面的で安易な自己肯定をしてしまいがちになります。

しかし、先にあげた例のように、いずれもそれなりの実績や自信があってこそ、ポジティブシンキングは上手く機能するものです。ですから、そのような土台もないところでやみくもにポジティブシンキングを使っても上手くいきっこありません。

実績からくる本物の自信というものは、自分の弱さやダメさを嫌と言うほど経験しながら培われるものです。自己の強い土台をつくるには、がむしゃらなポジティブシンキングは必要ありません。むしろ、自分の負の部分、暗かったり、弱かったりする部分をしっかりと見つめるネガティブシンキングのほうが重要な役割を果たします。

自分の暗いネガの部分に光を当ててこそ、本当の明るさや強さが見えてくるのです。ネガティブシンキングによって自分の弱さや暗さとしっかり向き合い、そこに分け入っていくと、やがていつの間にかそこを抜け出て、自然とポジティブな気持ちが生まれてくるはずです。

心の中のネガな部分というのは、その人を本当に成長させてくれる、またとない栄養分でもあるのです。

そういう土台ができて、はじめてポジティブシンキングの女神はほほえんでくれるんだと思います。

大切なのはその時々の気分に同調すること

気分というのはいつも変わるものです。元気でハツラツとしている時、安らいでリラックスしている時、ブルーに沈んでいる時、さまざまです。その日、その日で一つの気分だけに支配されるのではなく、一日の中でめまぐるしく変わったりもします。朝起きた時はブルーな気分だったのが、夕方には前向きで明るい気持ちになっていることもあります。先ほども言いましたが、まさに天気と同じです。

そこで大事なのは、その時、その時の自分の気分を自覚して、なるべくその気分に同調するようにすることなのです。

気分からかけ離れた行動をとったり、気分に同調しない環境に身を置いたりすると、心の中で違和感を覚えます。

たとえば、「今日はなんか調子がよくないな」と感じる日があったとします。そんな時に、無理に元気に振る舞えば、どこか空回りしたり、周囲から妙に浮いたりして、かえってしんどくなったりします。

ポジティブシンキングだけではこのブルーな気分を追い払えないとばかり、飲みに行って騒いだり、カラオケではしゃいだりしても、その状態は変わりません。変わらないどこ

図11　大切なのはその時の気分に同調すること

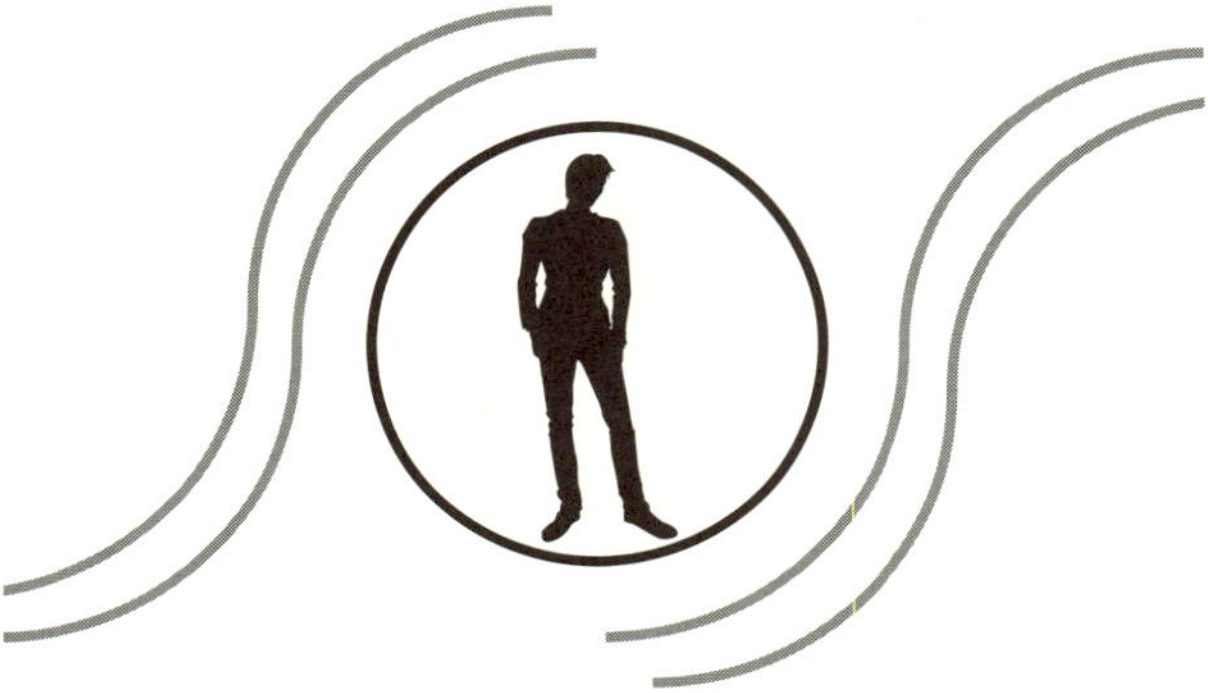

内側の気分と外側の環境が
同調している時、心は落ち着く。

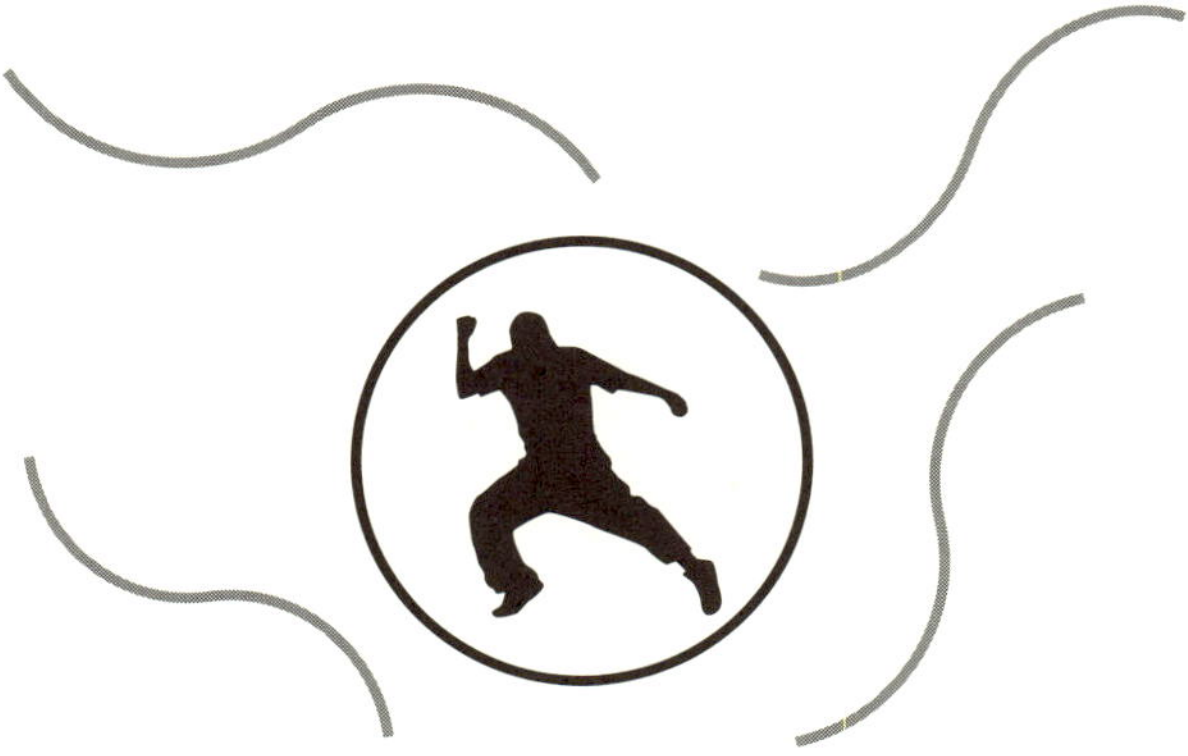

内側の気分と外側の環境が
かけ離れている時、心はストレスを覚える。

ろか、ブルーな気分と陽気で騒々しい雰囲気とのギャップを意識して、ますます落ち込んでしまいかねません。

このように気分の状態と周りの雰囲気がかけ離れている時、人はその落差に不安や焦りを感じて、情緒が不安定になる傾向があります。


それとは反対に、気分と周りの雰囲気が同調すると「気分一致効果」が起こります。

つまり、気分が明るい時は、さらに明るく元気に盛り上げてくれるし、憂鬱《ゆううつ》な時は沈みながらもどこかくつろいだような気分になれるのです。

楽しい気分の時は、気の合う友人なんかと華やかで明るい雰囲気のお店に飲みに行ったりすると、気持ちがアップしていっそう楽しくなるのです。

悲しい気分の時は、愁《うれ》いのある音楽を聴きながら一人静かにそのブルーな気分に浸っているほうが安らぐのです。

こうして、内側の「気分」と外側の「環境、雰囲気」を一致、同調させていくことがとても大切なのです。

つまり、「内」と「外」が一致、同調している時に、心はストレスがかからない自然な状態に置かれるわけです。そんな安らいでいる状態になっている時にこそ、心はもっとも本来の強さやエネルギーを出すことができるのです。

気分は言葉ではなく色で表現するといい

そうは言っても、環境や雰囲気は自分だけで決められない場合もあります。むやみなポジティブシンキングがマイナスの結果をもたらすなら、マイナスの気分の時には無理にコントロールしないほうがいいのでしょうか。あるいは心に負担なく自然な形でコントロールすることは可能なのでしょうか。それに対する答えはＹＥＳです。たとえばその有効な方法として私は気分を色で表現することをお勧めしています。

気分を色で表現することのよさは、そこに余計な感情が入らないことです。言葉で表現すると感情がその言葉にとらわれ、規定されてしまいかねませんが、色だとマイナスの気分であっても自然に受け入れられ、その時の自分に対して肯定的になれるのです。

たとえば、寂しい気分の時、「寂しい」と言葉で表すと、感情がその言葉に縛られて自分の存在が寂しいと規定されます。

「寂しい」と一言で言ってもそこには悲しさや空しさや憂鬱さやさまざまな感情が含まれているものです。

同じ寂しいでも悲しみの強い寂しさかもしれませんし、空しさの強い寂しさかもしれません。本当の気持ちをその寂しいという言葉だけで表すと実態から離れてしまうし、また言葉にとらわれて本来自然に変化していくはずの気分の動きがどこかさまたげられてしまいます。

たとえば、「今の私はとても寂しい」と思うと逆に輪をかけて寂しくなったり、反対にそこから抜け出そうと無理なポジティブシンキングに走ったり。

でも、色で気分を表すとそういうことは起こりません。たとえば、寂しい気分を薄いブルーの色で表現すれば、「ああ、自分は今、こんな気分なんだ」と思って、自然な形で受け入れられるはずです。きわめて感覚的なものですから、そこには否定も疑問も入りません。

だから、「ああ、自分の色は今、薄いブルーなんだな」と思ってその色で表されている気分を無意識に受け入れることができるのです。

マイナスの気分でもこうして色という形を通して自然に受け入れられれば、その気分を無理にポジティブに変えてやろうということは起こらないのです。むしろその気分に静かに浸って、心がどこか安らぐような状態になります。

色でするセルフカウンセリング

私はポジティブシンキングの強いタイプの人に、八一色からなる「こころの色パレット」をわたして、家でセルフカウンセリングをしてもらうことがあります。

八一色というのは、レッド、グリーン、オレンジ、ブルー、といった基本的な色がそれぞれ薄くなったり濃くなったりする細かいグラディエーションの色も含めた数です。

「一昨日はワインレッドのような赤だったけど、昨日は明るめのグリーンだった……今日は、何だろう、オレンジを薄くした濃いめのイエローといったところかな……」

そんなふうに気分カラーを選んでいくのです。気分カラーは日によって変わっていくものです。朝と晩で違うこともしょっちゅうあります。

おもしろいのはふだん自分が好んでいる色ではなく、その時の気分がすっと入り込める色が選ばれることです。

それぞれの色にはその人の精神エネルギーのテンションや質や方向性が端的に表されます。

たとえば、オレンジ系の色を選んだ人は気力が充実し前向きな気分にあるのでしょう。

グリーン系を選んだ人はちょっと疲れているのかもしれません。癒されて平穏な気分になりたいのでしょうか。

レッド系を選んだ人は集中力があってやる気がふつふつと湧いている状態にあるのかもしれません。

ブルー系を選んだ人は憂鬱な気分にあるのでしょう。でもどこか冷静でその憂鬱な世界に浸っていたい。そんな気分にあるのかもしれません。

もっとも、色を選ぶ際は、それぞれの色にどんな意味があるかなんて考える必要はありません。

ただ、単純に自分がどれか色を選び、今の自分はこんな気分なのだと思うだけでいいのです。色で気分を表すからこそ、余計な感情も思考も入らない。だからいいのです。

こうやって、「今の気分は○色だ」と思うと、暗かったり悲しかったりするマイナスの気持ちでも、なぜか少しラクになるのです。気分カラーを意識するだけで、ちょっとしたセラピー効果が生まれてくるのです。

色で自分を表すことがなぜ治療になるのか？

それにしてもなぜ、気分を色で表すことがセラピー効果を生み出してくれるのでしょうか。

一つは、自分を素直に受け入れるという自己肯定力をもたらしてくれるからです。マイナスの気分にある時というのは、誰しも自分という存在に対して否定的になります。ポジティブシンキングというのは、その否定的な態度の一つのバリエーションです。

マイナスの気分の時にさらに自分を否定するということは、いっそう心を苦しくさせます。だからマイナスの自分でも目を背けることなく、まずは肯定し受け入れることが大事なのです。

気分カラーを選ぶことは、色で表現されたその時の自分を選び受け入れるということですから、たとえマイナスの状態であっても自分の存在を感覚的に肯定することになります。このような自己肯定が癒しをもたらしてくれるのです。

そして色によるセラピー効果のもう一つの理由は、「自分は変われる」という自信がもたらされることです。

気分カラーを毎日選んでいくと、気分というものは絶え間なく変化しているのだなということがはっきり実感されます。

一昨日は暗めのグリーンだったけど、昨日はピンクに近いレッドだった。しかし、今日は明るいイエローだなと思う。そんなことを毎日続けていれば、「自分の色」というものがカメレオンのようにいくらでも変化し、無数にあることがわかります。

セルフイメージという言葉がありますが、その言葉が放つイメージは一つの色で表された自分というものです。多くの人はそのように一つの色で自分の存在を表すことができると漠然と考えています。

しかし、本当は一つの色だけでずっと表される自分などどこにもいないのです。気分を色で毎日表せば、そのことがはっきりとわかります。

「人は毎日、変わる」「いろいろ変わって一つにとどまることはない」

そんなことがわかってくると、辛いことがあっても悲しいことがあっても、その時の気分に対して寛容になれます。

「今日はこんな気分だけど今日は今日。明日になればまた変わるさ」「一週間、一ヶ月後にはきっともっと変わっているさ」

そんなふうにマイナスの気分を受け止められるようになるのです。明日はどういう変化をするかわからない、ということを知っているから、今の自分を余裕を持って静かに深く受け止められるのです。

そしてそれは、自分は今、こういう辛い状態、悲しい状態にあるけど、必ず変われるから心配することないという自信へとつながっていきます。

そう、「変われる」という可能性を確信することは、自分の存在へのもっとも確かな自信になるのです。

一番いい心の置きどころを見つけるコツ

「人は刻々と変化する」そんなことが実感できれば、「いつもポジティブでいる」「いつも明るく元気でいたい」と考えることがいかに不自然なことかがわかると思います。

「いつもポジティブで元気」な人など、ありえないのです。ポジティブで元気な状態をオレンジの色で表すとすれば、いつもそういう状態でいたいという人はオレンジ一色でずっと変わらないということです。

しかし、これまで説明したように一色だけでずっと継続していくことなどありえないわけです。

安らぎを求めたいグリーンのこともあれば、憂鬱なブルーのこともある。怒りで攻撃的なレッドになっていることもある。こんなふうにめまぐるしく変わっていくことが脳の構造上、自然で当たり前のことなのです。

いつだってポジティブで元気でなければと思うのは、オレンジ一色にしなければダメだというきわめて不自然な発想です。

こうした色によるセルフカウンセリングは、癒しをもたらすこと以外にもう一つの効能があります。

それは自分の気分カラーを知ることで、その色を自然な形で調整できるということです。

たとえば、あなたがこれから仕事で取引先の相手と商談をすすめるとします。しかし、今日のあなたの気分は色で言うと暗いグリーン。少しネガティブでどちらかというと人とあまり話したくない気分です。でも、この気分をそのまま取引先相手に出すわけにはいきません。

本来なら、こういう時は明るく活発なオレンジの色を出せればいいわけです。しかしながら、オレンジは本当の今の自分の色とあまりにもかけ離れています。

自分が演じなければならない色と本当の色がこのように落差が激しい時は前述したように不自然なポジティブシンキングになってしまいます。

おそらくそんな気分の時に無理やり活発に振る舞えば、どこか空回りして相手に違和感を与えてしまう結果になりかねません。

ではどうすればいいのでしょうか。暗いグリーンから明るいオレンジに持っていくのは無理がある。それならば、ちょっとくすんだくらいのオレンジを目指すのが妥当かなと考えるのです。

つまり、「演じなければいけない色」と「今の本当の気分カラー」の中間点あたりに自分を置けばいいのです。そうすればテンションを上げなければいけない状況であっても、無理なく最適なテンションで行動することができるのです。

そうやって自分の心の置きどころがわかれば、エネルギーの出し加減がうまく調整できるし、そのことで適切な目標設定、判断、行動がとれるというわけです。

気分カラーがわかれば、「最適なエネルギーの出し方」がわかる。それこそが、ベストな状態をもたらす「心の置きどころ」を見つけるコツなのです。


気分を最適な形でコントロールできるようになると、行動の仕方にムダがなくなってきます。つまり、スマートな振る舞いができるようになるのです。

そして、その時々の気分を把握してそれを軸足にして、考え方や行動を変えていければ、どんな状況にも臨機応変に対応できるようになってきます。そうなると、周囲の評価は上がるし、自分への信頼感はどんどん増してきます。

その結果、「理想の自分」と「現実の自分」の間の距離がどんどん近づいてきます。それが「心の成長」というものです。やみくもなポジティブシンキングでは、そんな「心の成長」は到底起こりえません。


気分を色で知り、そこから自分を適切に調整する方法がつかめれば、ポジティブな自分だけが価値があるという考え方が間違っていることが体でわかってきます。

ネガティブな自分もポジティブな自分と同じように大事。ともに等価なのだということが実感できるのです。

気分カラーによるセルフカウンセリングは、自己実現のためにも、メンタルヘルスのためにもとても効果的な役割を果たしてくれるのです。とくにウツな気分やウツもどきに陥った時はお勧めです。

ウツもどきにかかる人は、ウツ病にかかる人よりもポジティブシンキングが強い傾向があります。しかし、そのためにかえってウツ状態の落とし穴にはまってしまうようなことがよく起こります。

ポジティブシンキングによって心がどこか無理をして硬くなっているなと感じたら、こうした色を使ったセラピーを意識的に導入されるといいと思います。

色を使ったセルフカウンセリング——その多彩な効用

最後に「色を使ったセルフカウンセリング」の効用をまとめておきたいと思います。その効用は意外な広がりを持っています。ここでは、七つの効用としてまとめてみました。

①情緒を安定させ、癒しを得る

今の自分を色にたとえてみることで、その時のマイナスの気分も肯定的に受け入れることができる。それによって自分を客観化することにつながり気持ちを安定させる。カラーセラピーと同じでリラクゼーション効果をもたらす。

②気持ちに振り回されなくなる

さまざまな色の中からその時の気分に合った一つの色を選ぶことで、自分の気持ちが的確につかめ、状況に合わせて自然な「心の置きどころ」を調整しながら決められるようになる。

③きびしい状況でも希望を持てる

気分カラーは絶えず変化するものだとわかれば、今日が絶不調の色であっても明日にはまた明日の色があるだろうと希望を持つことができる。

④自信が生まれる

気分カラーが多彩に変化することから、「自分という存在は絶えず変化していくもの」という実感が得られる。そこから「変化していく可能性」「変化できる自分」というものに気づき、深いところで自信が生まれてくる。

⑤精神的に粘り強くなる

失敗したり、落ち込んだりしても、また違う色になれると思うことができ、精神に粘りが生まれる。

⑥人間関係が円滑になる

心の置きどころをつかむことで、気持ちに余裕が生まれ、他人にやさしく接することができる。また、気分カラーの変化を経験することで、他人の心情に想像力が働き、共感能力が高まる。そんなことから人間関係を円滑にすることができる。

⑦自己実現の可能性を高める

心に負荷をかける無理なポジティブシンキングの呪縛《じゅばく》から解放され、「現実の自分」と「なりたい自分」の距離を客観的にはかれるようになる。そのため「なりたい自分」の方向へ自然な形で自分を押し出せるようになる。また、そのことによってバランスのよい現実感覚を持ちながら「心の成長」がなされていく。

第四章　ウツ状態から抜け出る考え方

ウツ症状を引き起こしやすい考え方

従来型のウツ病やウツもどきというのは、思考や感情や記憶をそれぞれつなぐ配線がどこかで複雑にこんがらがってしまっている状態と言えます。

反対に言えば、ウツ症状を軽くするにはその複雑にねじれた配線をほどくようにしていければいいわけですし、予防するには配線がねじれたりこんがらがったりしないように気をつければいいわけです。

その一つの方法として、認知療法というものがあります。これはものごとに対する考え方や受け止め方のゆがみに気づき、それを修正していくというものです。

ゆがみのある考え方が習慣化すると、しまいにはその人独自の思考のクセのようなものになってしまいます。

その結果、適切な判断ができなくなったり、おかしな妄想の世界に取りつかれたり、総じてネガティブなほうへ気持ちを向かわせることになります。

ですから、ゆがみのある思考グセを放置しておくと、精神的によくない影響が現れてきます。嫌な気分やネガティブな感情は往々にしてゆがんだ思考グセからくることが多いのです。

アメリカの精神科医アーロン・ベックは、こうした思考グセを続けていると、ウツ病や不安神経症などの精神疾患につながりやすいことを指摘しています。

アルバート・エリスというアメリカの心理学者が考えたＡＢＣ理論というのがあります。Ａというのは活動や出来事のアクティベイト・イベンツのＡ、Ｂは考え方のビリーフスのＢ、Ｃは結果のコンシクエンスのＣですが、エリスはこのＢの考え方をちょっと変えることでＣの結果は変わってくるのだということを提唱しました。

ウツ病やウツもどきになる人のＢの部分の考え方は、たいがい固定されて柔軟性のないものが多い。そこで、Ｂの部分を揺さぶって思考のクセを修正し心をほぐすことをしていくわけです。

私自身、患者さんに考える課題を与えて、Ｂの考え方の部分を変えていってもらうこと

図12　ABC理論

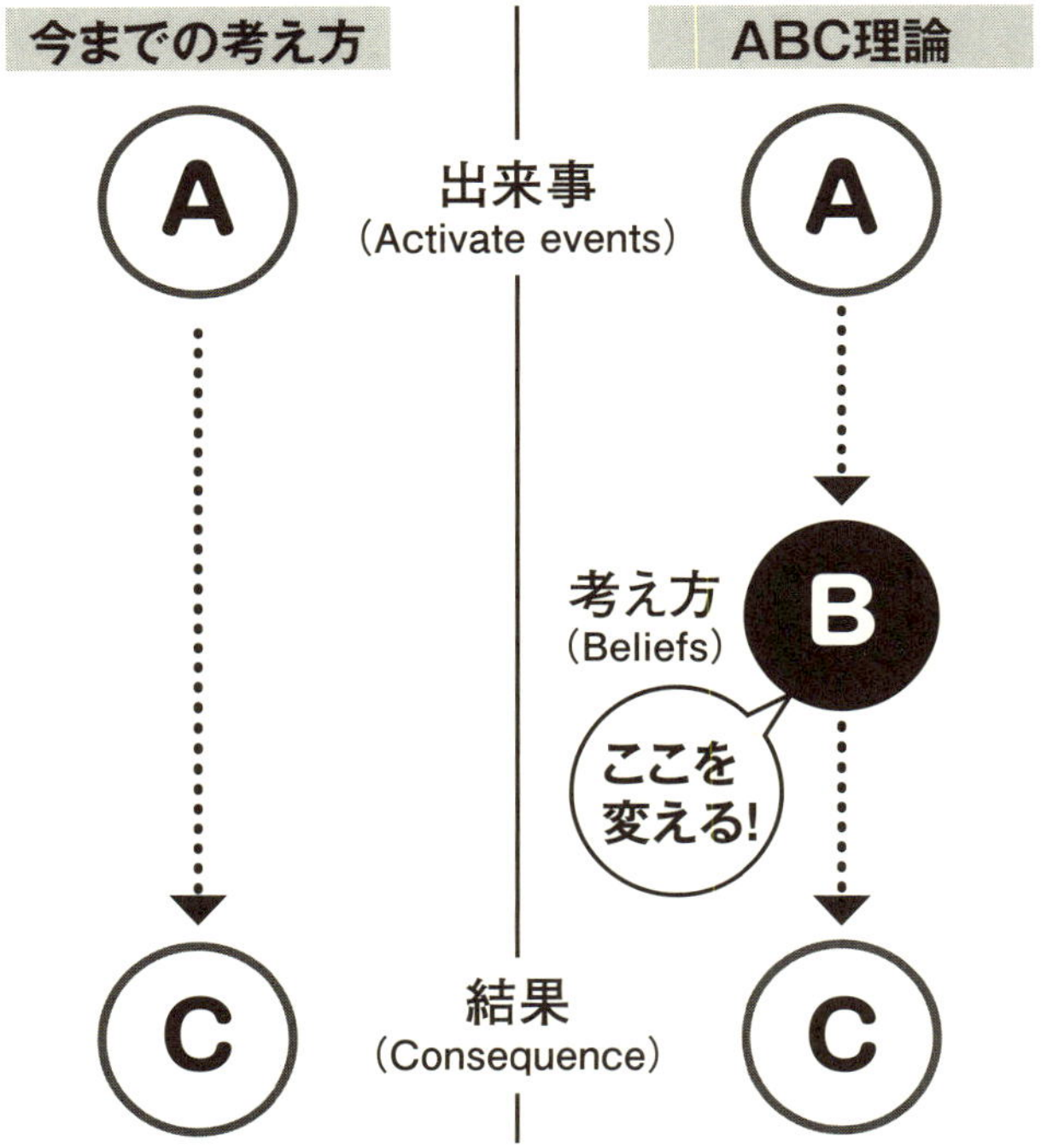

認知心理学では、出来事と結果は直結しているのではなく、その二つの間には人間の「考え方」（「概念」「解釈」「気の持ちよう」）が介在していると考えています。これら「考え方」を変えることによって、人はネガティブな精神状況から脱出できるというわけです。

著者提供の資料より作成

をよくやります。

たとえばこんな感じです。自分の口臭にコンプレックスを持っている中年の男性の方が、「会社のお昼休みに自分の前で部下が歯を磨いているのは、変な匂いを発している自分へのあてつけでやっているに違いない」と一〇〇%思い込んでいるとします。でも、そこは否定しないで、「それを一つの仮説にしてみましょう」という対応をするのですね。

実際、よく聞いていくと本当は一〇〇%ではなく、「九九%そうです」みたいなニュアンスになる。

そこで「じゃあ残りの一%の可能性を考えてみてください」と持っていく。そこから「仮説なんだから、実験してみないとわからない」「仮説なんだから他にどんな仮説があるか考えられるか」と言って検討してもらうのです。そうすると、「食後、歯を磨くことが流行《はや》っているんじゃないか」とか「単にきれい好きでそうしているんじゃないか」とか、いろいろな他の仮説が出てくるのですね。

このように「そうに違いない」とか「こうであるはずだ」みたいな表現が相手から出て

きた時全否定はしないわけです。とりあえず「仮説にしておいて他の可能性も検討していきましょう」とやるのです。

そうやっていくと、自分の考え方にどこか偏りがあることに気づくのですね。自分の考え方の法則性というかクセが見えてくる。そんな気づきを与える作業を現場でやるわけです。

ウツ病やウツもどきにかかる人はこのようにその人独自の偏った思考グセをどこかに必ず持っています。

認知療法が対象とするそんなよくあるゆがんだ思考のパターンには次のようなものがあります。

①大げさに考える拡大解釈思考

仕事でミスなどをすると「自分はこの仕事、向いてないのかな〜」とつい思ってしまったり、何かツイていないことがあったりすると、「私はダメな人生を歩むんだな」と感じたりする人がいます。

たった一つのことを増幅し、拡大して考えるクセです。つまり、ちょっとしたことをきっかけにそれを極端に一般化するという思考パターンです。冷静に考えればたいしたことがないのに、大げさに考えてしまうわけです。

②黒か白かはっきり分ける

こういう人は完璧《かんぺき》主義傾向が強いのです。一つがダメなら、すべてダメというオール・オア・ナッシングの考え方をするため、ちょっとした失敗でものごとをあきらめたり、前へ進めなくなってしまうのです。その結果、現実から逃避する行動をまねいたりします。

③相手に対する心の読み過ぎ

相手のちょっとした言動を深読みすることがあります。

たとえば、いつもにこやかに挨拶《あいさつ》してくる近所の人が、そっけなく軽く会釈するだけだったとします。

すると、「何か自分が失礼なことや不興を買うような何かをしたのかしら？」と考え始めます。でも、本当はその人がたまたま体の調子が悪くてそんな挨拶になってしまっただけなのかもしれません。

会社で上司に仕事の新しいアイデアを披露するとします。でも軽く聞き流す感じで、いいとも悪いともきちんとした感想を言ってくれなかった。以前はそんなことなかったのにと思うと、「最近、私に対して評価が低くなっている。違う部署へ異動させられるかもしれない」と想像してしまう。しかし、本当のところは、その上司は仕事をたくさん抱えていたため、余裕のない状態だったのかもしれません。

このように相手の心理を深読みして、ネガティブなほうへつい考えてしまう人は、対人関係においてどこか自信がなかったり、過去に対人関係の問題からトラウマを抱えていたりします。

自己評価がどちらかというと低く、「どうせ、自分なんか……」といったひがみっぽい発想が習慣化している人によく見られる思考のクセです。

④先読みし過ぎる

将来のことをよく考える人は不安を多く抱えがちです。なぜなら未来のことは誰も予想できず、不確定なことだらけだからです。

今をもっとも楽しみ、一生懸命生きていれば、未来に思いをはせてしょっちゅう不安になることはないでしょう。

こうした未来のことを推測する「先読み」の思考グセは、どんな人でも日常的におこなっていますが、「先読み」しても仕方のないことをしばしばするような人は要注意です。

「会社の面接試験に落ちたらどうしよう〜」とか、できたばっかりの恋人に対して「ふられたらどうしよう〜」とか、考えても仕方ないことをついつい考えてしまう。

「先読み」グセが強い人は、悲観的な想像をして不安をふくらませ、いたずらに焦ってばかりいます。

とくに真面目でやや強迫神経症気味のタイプはこうした「先読み」グセを持っていたりします。

先のことは考えても考えなくても同じという腹の据え方ができるようになれば、先読みによる不安に陥ることもなくなるでしょう。

⑤結論の飛躍

何の根拠もないのに、自分の思い込みだけで結論を出してしまうことがあります。お稽古《けいこ》ごとへ行ったら、仲間が数人集まってひそひそ話をしていた。そのうちの一人がこちらをちらっと見た。ただそれだけのことで「もしかして私の悪口を言っているのかも」と思ってしまう人。

恋人に電話をしているのになかなか出てくれない。「私に対する熱が冷めてきたに違いない」と結論付けてしまう人。

過去に人から裏切られたりといった対人関係でトラウマを抱えてしまった人はこうした根拠もなく想像だけで膨らませた結論をポンと出してしまったりします。

そんな思考グセが強いと、実際には何の問題もないのに自分で勝手に対人関係を悪くしたりすることがよく起こります。

⑥感情の重視

自分の感情にポイントを置き過ぎると判断がおかしな方向へぶれることがあります。

たとえば、喧嘩《けんか》してかっかして怒りの感情にかられると、客観的にはこちらに非があっても、自分が絶対的に正しいと正当化してしまうことがあります。

感情のエネルギーというものは本来ひじょうに大きなものなので、それが強く働くと理性的な機能はそれに巻き込まれ動きが滞ってしまうのです。そんな感情の持つエネルギーの強さに触れるうちに、その強さゆえに感情は信じられるものだと思い込む人がいます。

そうやって感情を重視すると、日常におけるさまざまな判断に支障を来します。

仕事に行く時、目指していた電車に乗れなくてイライラしたら、「これは今日一日、会社で上手《うま》くいかない予兆かもしれない」などと考えてしまうのです。

朝の出勤途中に車の事故を目撃して不安な気持ちになったら、「今日はよくない日になりそうだ」とつい思ったりするのです。

しかし、冷静によく考えてみると、そこには何の根拠もつながりもないわけです。でも、感情を重視するクセがついていると、理屈では説明のつかない思い込みから、なかなか抜け出せないのです。

⑦「〜すべき」思考にとらわれる

第一章（三三ページ）でも少し触れましたが、何かしようとする時に、「〜すべきである」「〜すべきでない」と考えてしまう考え方のパターンです。

こんな思考グセをする人は、たとえば、仕事ではミスは起こすべきではない、社会人としてはこういう状況の時はこう振る舞うべきである、そんな自分で決めたルールにいつもがちがちに縛られています。

ものごとがすべて自分の考える「〜すべきである」「〜すべきでない」のルールに当てはまれば問題はないのですが、現実はそこからはみ出すものばかりです。

「〜すべき」思考は、そうやって知らず知らずにプレッシャーを本人に与えています。

またそのため発想に柔らかさがなくなったり、周囲の人もそうあるべきだと自分の考えを押しつけるので人間関係がぎくしゃくしたり、いろいろな場面で落ち込むきっかけとなる問題をつくります。

⑧自己関連付け

何かよくないことが起こった時、何でも自分のせいにしてしまう人がいます。冷静に考えれば関係のないことなのに、自意識過剰から自分を肥大させてしまって何でも自分がどこかで関わっていると連想してしまうのです。

コーヒーショップで席についた時に隣の人が立ち上がって出て行ったら、自分が嫌な雰囲気を出しているのかもしれないと思ったり、沖縄への旅行が台風ですべて台無しになったのは日ごろのおこないが悪かったからと考えたりするのが典型的なパターンです。

傍《はた》から見ればひどく荒唐《こうとう》無稽《むけい》なことでも、いつも自己関連付けする思考グセがついてしまっているため、本人はそれを自然なことと思っているのです。

このようなゆがんだ思考グセは無意識におこなわれるので、それを認知療法によって修正していくには、日ごろの行動習慣を意識的にチェックすることが必要です。

とくに、仕事で忙しい時や人間関係がぎくしゃくして落ち込んでいる時などは、気持ちに余裕がなくなり視野が狭くなったりするので、ゆがんだ思考グセをついしがちです。心が落ち着いている時なら冷静にものごとを見られる人でも、そんな時は自分に都合のいい判断をしたり、他人のせいにして自分のダメなところから目をそらすようなゆがんだ思考をしたりするものです。

ですから、ゆがんだ思考グセがそれほどない人でも、ストレスのある状況が長く続いたりすると、そんな思考習慣が知らぬ間についてしまうこともあるのです。

私自身、忙しい時やストレスがたまったりすると、ゆがんだ思考に傾きそうになることがあります。そこで対応策として、「ゆがんだ思考グセ一覧表」を手帳に貼《は》って持ち歩い

図13　ウツ症状を引き起こす思考グセ

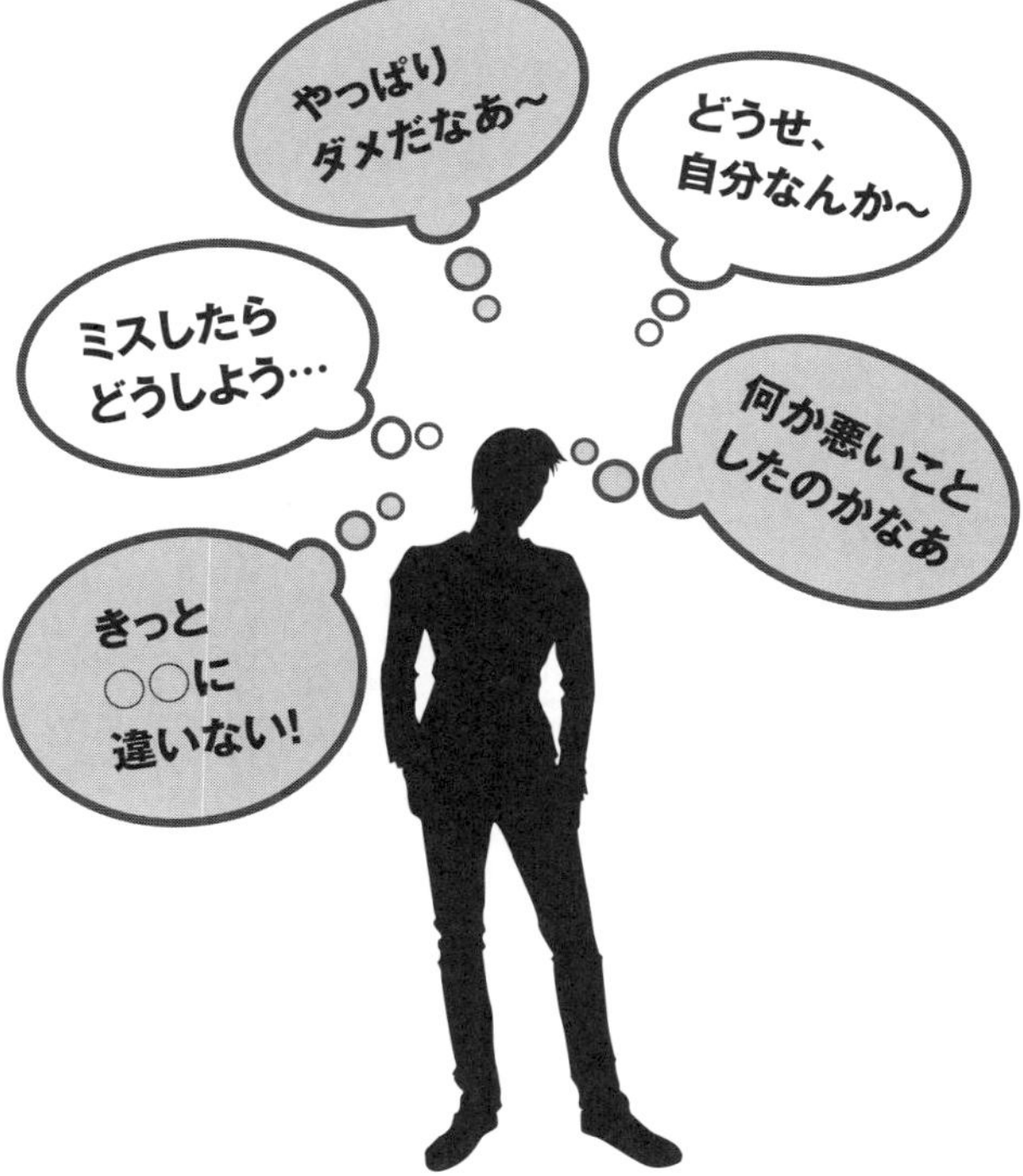
やっぱり
ダメだなあ〜
どうせ、
自分なんか〜
ミスしたら
どうしよう…
何か悪いこと
したのかなあ
きっと
○○に
違いない!

ゆがんだ思考グセに気づき、
直すことで心のバランスをとる。

ています。

自分の調子が悪く考えが偏ってきたなと感じた時は、手帳を開き「ゆがんだ思考グセ一覧表」を見ながら自分を戒めるようにしているのです。

この単純な方法は案外と効果的です。視野が狭くなっている時などは、この一覧表を見ているだけで、「あっ、ここは偏っている」と自分の考えのゆがみがさっとわかったりします。

ウツっぽい症状に陥っている時やウツ気分に陥りそうな時は、「ゆがんだ思考グセ一覧表」による自己診断をぜひされるといいと思います。

ポジでもネガでも無関心でもなく

人の心はものごとに反応する時、三種類の動きをします。ポジティブに肯定するか、ネガティブに否定するか、あるいは無関心か。

人は肯定できるものが多いほど幸せと言えますが、前章で見たように無理やりポジティブに何でも肯定していくとかえってマイナスのほうが大きくなります。

一方、仕事や私生活から社会のことまでネガティブに否定するものが多い人は、不幸せと言えるかもしれません。

ウツ病やウツもどきとの関連で言えば、無理なポジティブシンキングは前述したようにウツ症状をまねく要因になったりウツ症状を強めたりしますし、強いネガティブシンキングもまた抑ウツ的な人格を育《はぐく》みウツ傾向を強めます。

要するに、ポジティブシンキングもネガティブシンキングもほどほどがいいということです。

それでは、無関心さという姿勢はとくに問題がないのでしょうか。無関心さが強く、なにごとも関心を持てない人というのもまた不幸だと思います。なぜならそういう人は人生の楽しみが少ないからです。

そして無関心さの強い姿勢はウツ病やウツもどきとは無縁かと言うと、実は密接な関係がそこにあると思います。

と言うのは、極端な無関心さというものは本来自由な心の動きをどこかで抑えているからです。人の心はのびのびとした自然な状態にあると、いろいろなものにも多少の関心を持って積極的に動くものです。

しかし、そんな関心が湧《わ》いてこないとしたら、それはどこかに心の動きを無意識に止める障害物を抱えている状態に他なりません。

つまり、自分にとって都合の悪いものから心を防衛するために、無関心というガードをつくっている可能性があるのです。それがあまりにも強いと習慣のようになって多くのことに無関心になっていくのです。

たとえば戦争の惨禍により、家や家族を失って茫然としている人の姿をニュースなどで見ることがあります。彼らの目は虚ろで、すべてのものへの関心を失ってしまっているように見えます。強いショックにより心がエネルギーを失い、無関心の闇に閉ざされてしまっているのです。

このように、強い無関心さというのは心が中立的な状態にあるのではなく、ひじょうに偏った状態なのです。ですから、極端な無関心さをいつも持っている人というのもまた前述の「ゆがんだ思考グセ」のところで見たように、ウツ病やウツもどきをまねく可能性を孕《はら》んでいるのです。

心をニュートラルにする

無理なポジティブシンキングや強いネガティブシンキング、そして極端な無関心さ、ウツ症状をまねきやすいそんな心のクセを修正する方法に「ニュートラルな思考法」があります。

これはポジティブシンキングでもなくネガティブシンキングでもなく、ちょうどその中間に心を置くというやり方です。シーソーでバランスをとるように心の真ん中に自分を置くような感覚です。

具体的にどんな感じですするかと言うと、自分に起こるさまざまなことがらや聞いたり見たりするものに対して、とりあえず何の価値判断もくださないでただぼんやり眺めるという感覚で向かい合うのです。

これは無関心さとはまったく違います。無関心な状態にある人はものごとに向かい合うことすらしません。何もしないで自分の中をスルーさせていくだけです。

ニュートラルな思考法は肯定するでもなく否定するでもなく無関心でもなく、目の前のできごとや自分に起こることがらをあるがままに受け入れるのです。

そこでは、善いとか悪いとか、美しいとか醜いとか、うれしいとか悲しいとか、そんな判断に向かう意思や感情を一切働かさないのです。

そうやって対象と向き合っていると、心が澄んできてものごとがすっと見え、余裕が生まれてきます。

ただ、その作業はあまり長く続ける必要はありません。長くやっているとだんだん生々しい感情が入ってきたり、〝善い悪い〟などの雑多な価値判断が入ってきたりするからです。

あくまで「とりあえず」という感覚が大事なのです。「とりあえず」ニュートラルな感覚で向かい合う。ニュートラルな感覚で〝ふわっ〟ととらえられたら、そのまますっと後ろに流すようにすればいいのです。

図14　心をニュートラルにする

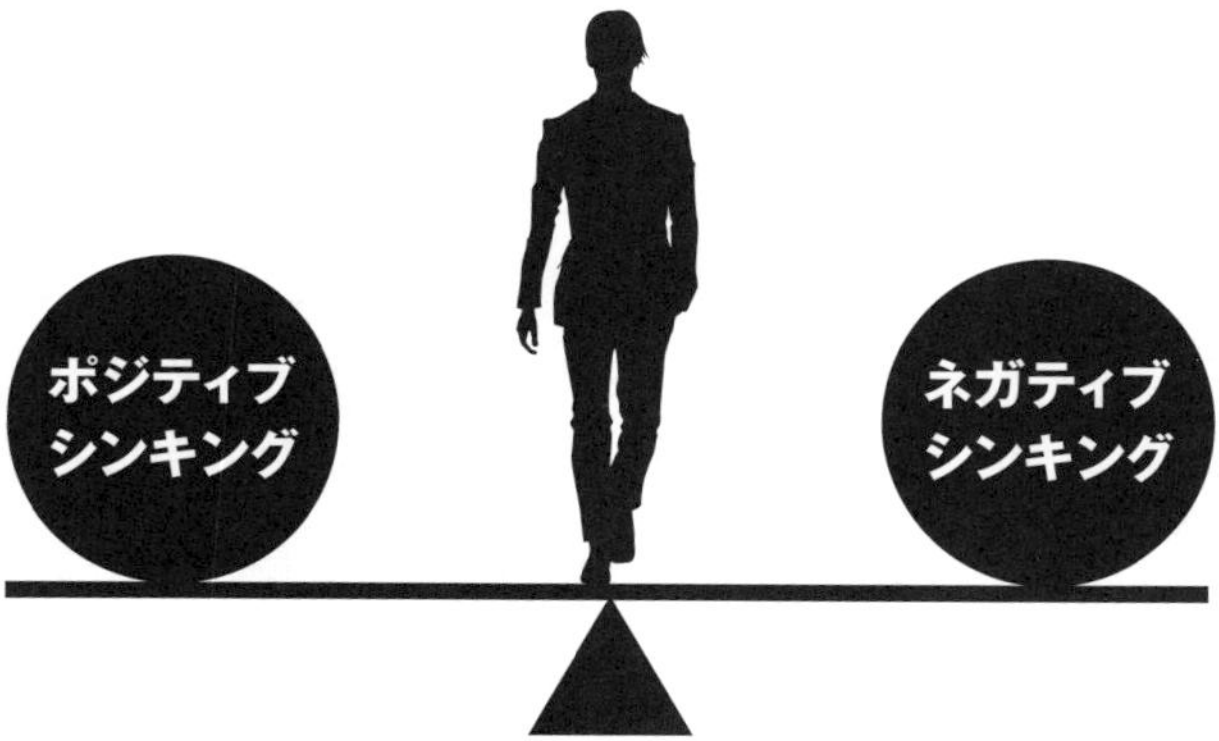

**ポジティブシンキングもネガティブシンキングも
ほどほどに持っていると心のバランスがとれる。**

とりわけ、自分にとってネガティブなこと、辛《つら》いことや悲しいことがあったら、心をとりあえずニュートラルにギアチェンジしてみる。それはネガティブに傾きそうな心や無理にポジティブに駆り立てようとする心、あるいは無関心を決め込もうとする心にクッションの役割を果たしてくれるのですね。

つまり、強いネガティブな感情や思考にとらわれることを防いだり、ストレスの多い無理なポジティブシンキングをしなくて済んだり、無関心という逃避の形態をとらなくて済んだりするわけです。

ポジティブシンキングでもなくネガティブシンキングでもなく、かと言って無関心でもない、このような「ニュートラルな思考」は、習慣的に身につけておきたい思考グセと言えるでしょう。

ものごとを大げさに考えない

仕事や私生活で何か失敗をしたり、よくないことが起こったりすると、誰しもものごとを実態以上に大きく考えてしまったりするものです。

しかし、これは前述の「ウツ病症状を引き起こしやすい考え方」のところでも簡単に触れたように、よくない思考グセです。

ただでさえマイナスのことがらを大げさに考えてしまうと、いっそう辛くなるでしょうし、悲しさも増すにきまっています。

起こった事実だけを冷静に正確にとらえれば、他のことも一緒くたにして「もうダメだ」とか「先行きが暗い」と悲観してしまうことは避けられるはずです。「それはそれ」であって他のこととは関係はないと割り切れるはずです。

また大げさに考えなくていいようにするには、どんな失敗ごとでも、悲しいことでも、人生を生きていればそんなことは起こって当たり前だし、むしろ自然なことなのだという覚悟のような気持ちを持つことも大事だと思います。

私自身、なかなかそこまで割り切れるところまではいきませんが、なるべくそう考えるようにしています。

たとえば、「死」というものについてもそう考えてもいいと思います。死は人間にとって避けられないものですが、しばしばその事実は人の心に不安をもたらします。とくに歳を取って死が近づくと余計に不安は強くなるものです。

以前、ある禅宗のお坊さんが死について、こんなことを言っていました。

「死も日常の一つに過ぎない」と。つまり、死はとりたてて大げさに考える対象でもないというのです。

お風呂に入ったり、食事をしたり、歯を磨いたりするのと同じレベルで死はあると思ったらいいというのです。

たとえば日記には、「今日、こんなものを食べてこんな人に会った」とか、「こんな光景を見た」とか日常の瑣末《さまつ》なことをいろいろと書き綴《つづ》りますが、死もそれと同じレベルで書かれるべきものというわけです。

「○月○日　町へ出て○○書店で○○を買う」「○月○日　○○スーパーでサンマを買ってきて、晩御飯で食べる」「○月○日　死ぬ」……こんな感じで、その人の日常の振る舞いの一つに死があるだけのことだと言われるんですね。

これまで死については、古今東西の賢人たちがおびただしいほどの言葉を使って「死は○○である」というようなことを語っていますが、その中で死を正確に言い表しているものを見出すことはひじょうに困難です。

つまり、人は生きているかぎり死というものを体験できないわけですから、どんなに頭のいい人でも死を知ることは不可能だということです。生きているうちに死を知りえた人は人類の歴史上一人としていないのです。

もっともそれと反対に、「生」というものは人は皆すでに生きているのですから、知っていると言い切れるのでしょうか。

「生」とは何かと問われて、「生の本質とはこういうものだ」とはっきりと答えることは難しいのではないでしょうか。

その意味では、「生」も「死」もともに人にとってはよくわからないものと言えるのではないかと思います。またよくわからないから、なおさら余計に大げさに考えてしまうのでしょう。

そう考えていくと、件《くだん》のお坊さんが言うように「死は日常の振る舞いの一つに過ぎない。

だからけっして大げさに考えるべきものではない」というのは納得のいく考え方であるような気がします。

何気なくふだん大事に考えている死ですらそういうふうに考えていいものなら、仕事の大きなミスや人間関係の大きなトラブルがあっても、そう大げさに深刻にとらえなくてもいいのではないかと思えてきます。

〝ウツ症状〟は治すな

人間という生き物は元来、頭でっかちです。「もうちょっと頭を使いなさい」とか「ものを考えないからこうなるんだよ」といったことを言われたりするような人でも、頭をひじょうに使っているはずです。人は人であるかぎり絶えず何かを考えずには生きていけない生物だからです。

ところで、ウツ病やウツもどきは、このように頭の中に生じる何らかの考えや思いや感情がこんがらがったり、煮詰まったりした状態から生じてくるものです。ですから、頭の中はいつも考えや感情の流れといったものが、なるべくきれいでいい状態にあることが大切です。

それでは思考や感情のよい流れをつくるにはどうすればいいのでしょうか。一つには、日ごろからの考え方をいろいろと工夫することです。そして、もう一つは、「考えることをやめる」ことです。

とくに、ウツっぽい症状に陥った時、「考えることをやめる」のは大事なことです。たとえば前に触れた心理療法として知られる森田療法は、「計《はか》らわない」ということを治療の大きなテーマにしていますが、この「計らわない」ということがまさに「考えることをやめる」姿勢なのです。

ウツ病やウツもどきは言ってみれば観念がこんがらがって生じた観念の病ですから、それをよくしようとあれこれ考えることは余計に症状を悪化させる可能性を孕んでしまいます。

とくに新型ウツなどのウツもどきの人は、ウツ病というものを知ったがゆえにウツ状態になったというような面も見受けられます。つまりウツ病という定義に自分の精神の状況をはめ込んでいって自分は「ウツ病だ」と言っているような面があるわけです。

そのため、ウツもどきの人は、ウツ病という言葉に対するこだわりが強く、ウツ病というフレームにとらわれがちです。

ですから、自分がウツっぽいことをあまり意識しなくなれば、おのずとウツ症状がおさまってしまうこともありうるのです。

森田療法では前述したように一週間絶対臥褥《がじょく》と言って、部屋の中にずっといて自分の内面をずっと観察させるのですが、次の一週間では庭の掃除とか植木の手入れといった体を使った具体的な作業をさせます。

つまり、自分の内面に目が向かない状態に持っていくことで、自然と計らわない状態をつくり出すわけです。頭でなく体で世界を具体的に感じる作業をすることで、滞っていた思考や感情の流れがよくなっていくのです。

この森田療法の「計らわない」という考え方と同様に、「ウツ症状は治そう」ではなく「ウツ症状は治すな」というウツにとらわれない姿勢でいたほうが、とくにウツもどきのようなタイプの人には効果をあげることがあると思います。

解剖学者の養老孟司《ようろうたけし》さんは、「一日のうちに人のつくっていないものを一〇分でいいから見ているといい」ということを言われていますが、これも「計らわない」態度に通じる考え方です。

「人のつくっていないもの」とはすなわち自然のことですが、自然は人に考えることをやめさせるんですね。たったそれだけのことでも人の精神はバランスを回復したりするわけです。

心のバネをなくすとウツ状態になる

人間の心には見えないバネがあります。バネが弾んで動きのいい心は柔らかい。そんな心は雑音があちらこちらから入ってきても、それを柔らかく吸収したり、弾き返したりすることができます。

ところが、ウツ病やウツもどきにかかった人の心は、この心のバネが効かなくなっているんですね。バネが伸びきって元に戻らない状態なのです。

だから、精神に雑音が入ってきてもそれを吸収したり和らげることができず、逆にみずからも不快な雑音を立てて鈍くぶつかったりして深く傷を負ったりするのです。

逆に言えば、心にあらかじめ十分なバネがあれば、ウツ症状は防ぐことができるということです。

反対にウツ症状に陥っている人は、心のバネを取り戻すことでそれを改善していくことが可能になるわけです。


心にバネがあることは考え方が柔軟で精神に余裕があるということです。ですから、心にバネがあって柔らかいというのはとても大事なことなのです。

柔らかさというものは、ともすると弱さに結びつくイメージがあるかもしれません。なぜなら強さというものは硬くてがっしりとしているイメージを持たれやすいからです。

しかし、しっかりとして硬く見えるものは実はもろいのです。そういう強さはポキッと折れやすい。

たとえば猫は二階建てくらいの家の屋根から滑り落ちても平気です。一方硬いコンクリートのブロックを高いところから落とすと粉々に砕け散ってしまいます。

猫が怪我もせず平気なのは、猫の体が全身ゴムまりのように柔らかくクッションの機能が働くからと考えられます。柔らかければ衝撃を吸収できる。心が柔らかいということも同じです。外から入ってくるさまざまな衝撃や夾雑物《きょうざつぶつ》を吸収してくれるのです。

また、柔らかいということはさまざまな変化にも対応できるということです。私たちが生きている世界は絶え間なく変化しています。精神が柔らかいと外の変化にも柔軟に対応していくことができます。反対にかたくなな思い込みや強い固定観念を持っていると変化に対処できません。

つまり固い信念や思想といったものは一見強いようですが、変化についていくことができないモロさがあるのです。

ある常識にかたくなに縛られている人がいるとします。その常識が時代のど真ん中にある間は、その人の人生は安定した強さを持っているかもしれません。しかし、同じその常識が通用しない時代に変わってしまえばひじょうに不安定になってしまうことでしょう。

でも、考え方や心が柔らかいと時代の変化に合わせて変わっていくことができる。すなわち、柔らかいということは、またそれだけ多くの可能性があるということでもあるのです。反対に固いものには可能性が少ない。

柔らかさとは、実はこのように強さに結びつく性質を持っています。つまり柔らかい心を持っている人は強いのです。

ですから、柔らかな精神を持ち、それゆえ心にバネのある人はウツ症状を起こしにくいでしょうし、もし、すでにウツ症状にある人が心のバネを取り戻していけばその症状はきっとよくなっていくはずです。

遊びの感覚を身に付ける

「遊び」の感覚とはまさに心を柔らかくするもっとも効果的な実践方法です。「遊び」の反対の言葉は何でしょうか。仕事と思う人は常識的で真面目な人です。退屈とか不自由をイメージする人は、ふだんよく遊んでいる人です。

この差は「遊び」の間口の差から出てくるものです。遊びの反対は仕事と思う人にとって、遊びはいわゆる狭い意味での遊びに過ぎません。

一方で遊びの反対を退屈や不自由と思う人は、ふつうの遊びという言葉ではくくれない仕事や家事といったものに対しても遊びを見つけられる感覚を持っていると思います。遊びの定義が広いのです。

ウツ病やウツもどきにかかりやすい人は、このような広い意味での遊びの感覚が薄い人と言えます。あるいは、そうでなければそんな間口の広い遊びの感覚を昔持っていたのに何かのきっかけで失ってしまった人です。

仕事がよくできて会社からの評価も高いサラリーマンの方を以前カウンセリングしたことがありますが、その人は仕事というものを苦行のようにとらえていました。

図15　遊びの感覚を身に付ける

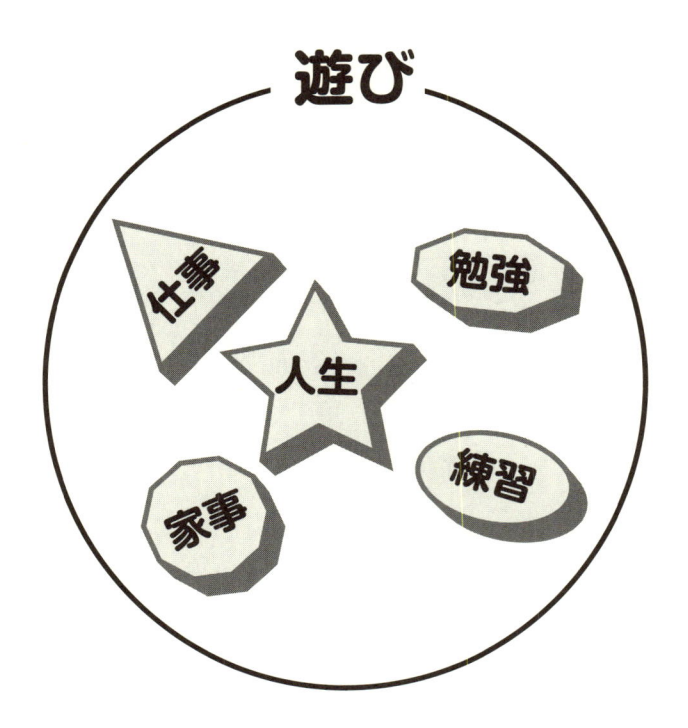

仕事も勉強もすべて
遊びの感覚の中でやると上手くいく。

周りからの評価は高いものの、その人にとって仕事はそんなに楽しいものではなかったのです。仕事は生活のための義務行為、つまりお金を稼ぐための手段であり、さらには自分を他人に誇るための手段だったのですね。

この方にとって遊びの反対はまさに仕事だった。しかし、ウツ病になったことがきっかけで仕事を人生の手段とするそれまでの姿勢を反省したわけです。それによって仕事そのものが一つの目的であり、自分を実現する器なのだというふうになった。仕事で自分を遊ばせるという感覚をつかみ、楽しめるようになったのです。

「遊びをせんとや生まれけむ」という歌がありますが、まさに人が生きることの本質は遊びにあると思います。そのことは、「遊び＝楽しむ」と言い換えるともっとわかりやすくなるでしょう。

遊びというものを狭い意味での遊びにくる必要はなにもないのです。仕事でも家事でも日常のさまざまな雑事でもそこで何か遊べればいいのです。

ただ、遊ぶにはちょっとした工夫や努力は必要かもしれません。それには仕事に対する考え方や生活の行動パターンを少し変えてみるなどして自分が遊べる、楽しめるというところでレンズの焦点が合うように絶えず調整することが大事だと思います。

遊びという感覚は勉強でも語学やスポーツなどの練習でも生きてきます。勉強と遊びは正反対のものだと思いながら勉強している子どもと、勉強に遊びの要素を見出せる子どもとでは、知識の身の付き方や成果の出方に著しい差が出てくるはずです。語学やスポーツの練習でも遊びができる人は伸びるのも早いはずです。ようは脳が楽しいと思うものは、身に付くのも早いのです。

人生という大海の中で自分という存在を自在に遊ばせる。そんな感覚をいつも持つことができれば、心を柔らかい状態に保つことが可能になるでしょう。人生に遊びという軸を一本貫くことができれば理想的だと思います。

矛盾を受け入れる

ウツ病やウツもどきになるタイプの人は、前述のゆがみのある思考グセのところでも触れましたが、ものごとを黒か白かはっきりさせる人が多いようです。

ですから矛盾した状況に身を置くとひじょうに耐えがたいストレスを感じ、そのことが精神に対してかなり抑圧的に働いたりします。

矛盾というものは人の専売特許です。犬や猫には矛盾はありません。どんなに清々しくすっきりした人でも、その人のことをつぶさに見ていけば矛盾はいくらでも出てくるはずです。

正しい生き方を心がけ、周りからも尊敬されているような人であっても、その人の考え方や行動に矛盾がまったくないことはありえません。

人というのはそもそも矛盾のかたまりのような存在です。嘘《うそ》をつくなと子どもに教える親は毎日のように便宜的なちょっとした嘘をついているはずです。差別はいけないと思っても人によって接し方はどうしても変わってしまいます。

このような矛盾が生じるのは、人が言葉を使う生き物だからです。言葉という観念と実際の行動はいつもズレがあるものなのです。「こうするのがいい」「こうすることが正しいんだ」と思っても、その通りにできないのが人間です。

自分の場合だとそうしたズレがあっても無意識のうちにごまかすことができますが、他人にそうしたものを見つけると許し難く思えたりするわけです。そこから怒りや葛藤《かっとう》といった悩みが生まれるわけです。

「清濁併せ呑《の》む」という言葉は、矛盾をまずは認めようということを言い表しているのだと思います。つまり、清濁併せ呑むような器の大きな人は、矛盾を矛盾として矛盾なく受け入れられる能力がある。矛盾はけっして否定されないのです。

矛盾は心にさまざまな雑音を生みますから、なるべくそうならないことにしておきたい、見ないでおきたいとなるのですが、実は矛盾を認めるほうが精神衛生上はいい。

心の強さ、弱さということを言えば、相手の矛盾に出くわした時にそれを認められない、受け入れ難いとなるのはある種の弱さでしょうし、反対に矛盾を排することなく矛盾を認め受け入れるというのは強さにつながるのだと思います。

相手の矛盾というものをどう扱うかで、心の練られ方は変わってくるものなのです。

おわりに

「ああ、ウツにでもなってしまいたい……」、心の専門家であるはずの私でさえ、ときにそんな呟《つぶや》きが頭をよぎることがあります。毎日毎日、ウツ病患者さんの死闘を目にしているのに、全く愚かしいことです。

それにしても、本当は疲れきった自分を隠し、一歩外に出ればやたらと明るく、精一杯渾身《こんしん》の笑顔でふるまう毎日。それでも、誰もが「それはカウンセラーだから当たり前のこと」と思っている。そんな日々が続けば、ときにはウツもどきのような、何かに甘えたい衝動に駆られてしまうのも無理はないのかもしれません。

深夜、カウンセリングや取材から解放されてやっと帰宅し、ようやくベッドに入って目を閉じた瞬間に携帯電話が。「先生、○○さんが手首をグチャグチャに切って先生を呼んでいます。来てください」、こんな生活は日常茶飯事です。

病院にとんぼ返りするタクシーの座席で、私は寝ぼけて左右反対に靴を履いているのにも気づかず、夜の街の異様なほどの賑《にぎ》わいをボンヤリ眺めます。彼らのそのハイテンションさと、その後に襲ってくるウツ気分は、おそらく紙一重なのだろうと心配になることがあります。

赤ん坊のように自然体で生きる。これは一朝一夕でできることではありません。しかしその柔らかさと自由さこそが、あなた自身の心を守る、もっとも基本的なメンタルヘルスの方法なのです。喧騒《けんそう》の中でやみくもに根明《ねあか》を演じ、ある日突然やるせなさに気づいてしまったとき、人は心身ともに固くこわばり、「ウツになりたい」という病いのような、一種の狂気に陥るのではないでしょうか。そんな人生は損だと思います。

末筆になりましたが、本書の企画から編集まで、集英社新書編集部の伊藤直樹氏と、編集者の髙木真明氏には大変な労をとっていただきました。この場をお借りして心よりお礼申し上げます。

植木　理恵

参考文献

Abramson, L., Seligman, M. E. P., & Teasdale, J. D. (1978) Learned helplessness in humans: critique and reformulation. *Journal of Abnormal Psychology*, 87, 49–74

Ainsworth, M. D. S., Blehar, M. C., Water, E., & Wall, S. (1978) *Patterns of attachment: A psychological study of the strange situation*. Lawrence Erlbaum Associates

Andersson, J. & Rönnberg, J. (1995) Collaboration and memory: Effects of dyadic retrieval on different memory tasks. *Applied Cognitive Psychology*, 10, 171–181

Asch, S. E. (1955) Opinions and social pressure. *Scientific American*, 5, 31–35

Asch, S. E. (1946) Forming impressions of personality. *Journal of Abnormal and Social Psychology*, 41, 258–290

Atkinson, J. W. (1964) *An Introduction to Motivation*. Van Nostrand

Bandura, A. (1997) *Self-efficacy: The exercise of control*. New York: Freeman

Bandura, A. (1977) Self-efficacy: Toward a unifying of behavior change. *Psychological Review*, 84, 191–215

Bandura, A. & Schunk, D. H. (1981) Cultivating competence, self-efficacy, and intrinsic interest through Proximal Self-Motivation. *Journal of Personality and Social Psychology*, 41, 586–598

Baron, J. (2000) *Thinking and deciding* (3rd ed.). Cambridge University Press

Bem, D. J. (1972) *Self perception theory*. Academic Press

Bensley, D. A. (1997) *Critical thinking in psychology: a unified skills approach*. Wasworth Publishing

Bransford, J. D., Barclay, J. R. & Franks, J. J. (1972) Sentence memory: A constructive versus interpretive approach *Cognitive Psychology*, 3, 193–209

Bransford, J. D. & Johonson, M. K. (1972) Contextual prerequisites for understanding: Some investigations of comprehension and recall, *Journal of Verbal Behavior*, 11, 717–726

Brazelton, T. B., Kozlowski, B. & Main, M. (1974) The origins of reciprocity in mother–infant interaction. In M. Levis (EDs.) *The effect of the infant on its caregiver*. Wiley

Brehm, J. (1966) *A Theory of psychological reactance*. Academic Press

Craik, F. I. M. & Lockhart, R. S. (1972). Levels of processing: A framework for memory research. *Journal of Verbal Learning and Verbal Behavior*, 11, 671–684

Darley, J. M. & Latané, B. (1968) Bystander intervention in emergencies: Diffusion of responsibility. *Journal of Personality and Social Psychology*, 8, 377–383

Deci, E. L. & Ryan, R. M. (1985). *Intrinsic motivation and self–determination in human behavior* Springer

Deci, E. L.（著）、石田梅男（訳）（１９８５）『自己決定の心理学』誠信書房

Ellis, A.（著）、本明寛 野口京子（監訳）（２０００）『ブリーフ・セラピー　理性感情行動療法のアプローチ』金子書房

Erikson, E. H. (1968) *Identity : youth and crisis* W. W. Norton

Eysenck, H. J. & Kamin, L.（著）、齋藤和明（訳）（１９８５）『知能は測れるのか―ＩＱ討論』筑摩書房
Eysenck, H. J. (1963) *The Psychology of Politics*. Routledge and K. Paul
Forer, B. R. (1949) The fallacy of personal validation: A classroom demonstration of gullibility. *Journal of Abnormal and Social Psychology*, 44, 118–123
Gick, M. L. & Holyoak, K. J. (1980) Analogical problem solving *Cognitive Psychology*, 12, 306–355
Godden, D. R. & Baddeley, A. D. (1975) Context-dependent memory in two natural environments: On land and under water. *British Journal of Psychology*, 66, 325–331
Hall, E. T.（著）、日高敏隆 佐藤信行（訳）（１９７０）「かくれた次元」みすず書房
Hebb, D. O. (1968) concerning imagery. *Psychological Review*, 87, 112–132
Hoffman, L. (1981) *Foundations of family therapy: A conceptual framework for systems change.*: Basic Books
稲垣佳世子 波多野誼余夫（１９８９）『人はいかに学ぶか：日常的認知の世界』中公新書
Ingham, A. G., Levinger. G., Graves, J. & Peckham, V. (1974) The Ringelmann Effect: Studies of group size and group performance. *Journal of Experimental Social Psychology*, 10, 371–84
石野陽子（２００７）『母親が子どもに抱く罪障感の心理学的研究』風間書房
伊藤順康（１９９０）『自己変革の心理学：論理療法入門』講談社
Ittelson, W. H. (1952) *The Ames Demonstration in Perception*. Princeton University Press
Jourard, S. M.（著）、岡堂哲雄（訳）（１９７４）『透明なる自己』誠信書房

Keizer K., Lindenberg, S. & Steg, L. (2008) *The Spreading of Disorder* University of Groningen in Groningen

Kohler, W.（著）、宮孝一（訳）（１９１７）『猿人類の知恵試験』岩波書店

Lawler, R. W. (1985). *Computer Experience and Cognitive Development: a child's learning in a computer culture*. John Wiley & Sons

Lazarus, R. S. & Folkman, S.（著）、本明寛（監訳）（１９９１）『ストレスの心理学　認知的評価と対処の研究』実務教育出版

Loftus, E. F. & Ketcham, K.（著）、仲真紀子（訳）（２０００）『抑圧された記憶の神話』誠信書房

Loftus, E. F. (1993) The Reality of Repressed Memories. *American Psychologist*. 48, 518–537

Loftus, E. F. & Pickrell, J. E. (1995) The formation of false memories. *Psychiatric Annals*, 25, 720–725

Marcia, J. E. (1966) Development and validation of ego-identity status. *Journal of Personality and Social Psichology*, 3, 551–558

Maslow, A. H. (1971) *The farther reaches of human nature*, Viking Press inc.

Maslow, A. H.（著）、上田吉一（訳）（１９９８）『完全なる人間—魂のめざすもの—』誠信書房

松本文隆　伊東祐司　小谷津孝明（１９８３）「テキスト記憶からの検索」慶應義塾大学大学院社会学研究科紀要、３、61–75

McHugh, P. R. (2008) *Try to remember: Psychiatry's clash over meaning, memory and mind*. Dana Press

Milgram, S.（著）、山形浩生（訳）（２００８）『服従の心理』河出書房新社

Miller, G. A. (1956) The magical number seven, plus or minus two: Some limits on our capacity for processing information. *Psychological Review* 63, 81–97

宮本美沙子 奈須正裕（１９９５）『達成動機の理論と展開—続・達成動機の心理学—』金子書房

森直久（１９９５）「協同想起事態における想起の機能と集団の性格」心理学評論、38、１０７–１３６

Murray, H. A. (1938) *Exploration in personality: A clinical and experimental study of fifty men of college age*. Oxford University Press

仲真紀子（２００２）『対話行動の認知』／井上・佐藤（編）『日常認知の心理学（pp. 147–167)』北大路書房

Nisbett, R. E. & Wilson, T. D. (1977) The halo effect: Evidence for unconscious alteration of judgments. *Journal of Personality and Social Psychology*, 35, 250–256

O' Donohue, W. T. & Ferguson, K. E.（著）、佐久間徹（訳）（２００５）『スキナーの心理学—応用行動分析学（ＡＢＡ）の誕生』二瓶社

岡田努（２００７）『現代青年の心理学—若者の心の虚像と実像』世界思想社

Parten, M. (1932) Social participation among pre-school children. *The Journal of Abnormal and Social Psychology*, 27, 243–269.

Premack, D. & Woodruff, G. (1978) Does the chimpanzee have a theory of mind? *The Behavioral and Brain Sciences*, 4, 515–526

Reynolds, D. K.（原著）、吉坂忍 遠藤博因（翻訳）（１９９９）『建設的に生きる　森田と内観の展開』

創元社
Rogers, C. R. (2003) *Client Centered Therapy: Its Current Practice, Implications and Theory Constable;* New Ed
Rogers, C. R.（著）、畠瀬直子（翻訳）（２００７）『人間尊重の心理学―わが人生と思想を語る―』創元社
Rosenthal, R. & Ronsnow, R. L. (1991) *Essentials of Behavioural Research: Methods and data analysis*. The McGraw-Hill Book Co.
Rudman, L. A. & Borgida, E. (1995) The afterglow of construct accessibility: The behavioral consequences of priming men to view women as sexual objects. *Journal of Experimental Social Psychology*, 31, 493–517
Rundus, D. J. (1971) An Analysis of rehearsal processes in free recall. *Journal of Experimental Psychology*, 89, 63–77
Ruscher, J. B. & Duval, L. L. (1998) Multiple communicators with unique target information transmit less stereotypical impressions. *Journal of Personality and Social Psychology*, 74, 329–344
Seligman, M. E. P. & Maier, S. F. (1967) Failure to escape traumatic shock. *Journal of Experimental Psychology*, 74, 1–9
Skinner B. F. (1938) *The behavior of organism*. Applenton
Snyder, M. (1974) The self-monitoring of expressive behavior. *Journal of Personality and Social Psychology*, 30, 526–537

Squire, L. R.（著）、河内十郎訳（１９８９）『記憶と脳―心理学と神経科学の統合』医学書院
Thurstone, L. L.（1938）*Primary mental abilities*. University of Chicago Press
Thurstone, L. L. & Thurstone, T. G.（1941）*Factorial studies of intelligence*. University of Chicago Press
Tulving, E.（1962）Subjective organization in free recall of "unrelated" words. *Psychological Review*, 69, 344–354
Tulving, E.（1983）*Elements of Episodic Memory*. Clarendon Press. 太田信夫（訳）『タルヴィングの記憶理論』教育出版
植木理恵（２００２）「高校生の学習観の構造」教育心理学研究50、３０１-３１０
和田秀樹（１９９９）『自己愛の構造―『他者』を失った若者たち』講談社選書メチエ
Watson, J. B.（1913）. Psychology as the behaviorist views it *Psychological Review*, 20, 158–177
Watson, J. B.（著）、安田一郎（訳）（１９８０）『行動主義の心理学』河出書房新社
Waugh, N. C. & Norman, D. A.（1965）Primary memory. *Psychological Review*, 72, 89–104
Weiner, B.（1979）A Theory of motivation for some classroom experiences. *Journal of Educational Psychology*. 71, 3–25
Williams, M. D. & Hollan, J. D.（1981）The process of retrieval from very long-term memory. *Cognitive Science*, 5, 87–119

植木理恵（うえき りえ）
一九七五年大分県生まれ。心理学者、臨床心理士。東京大学大学院教育心理学科を修了後、文科省特別研究員として心理学の実証的研究を行なう。日本教育心理学会で最難関の「城戸奨励賞」「優秀論文賞」を史上最年少で連続受賞。山王病院の心療内科でカウンセリングに携わり、慶應義塾大学理工学部で講師を勤める。著書に『好かれる技術』（新潮文庫）、『フシギなくらい見えてくる！本当にわかる心理学』（日本実業出版社）ほか多数。

集英社新書〇五四六I

ウツになりたいという病《やまい》

二〇一〇年六月二二日 第一刷発行

著者……植《うえ》木《き》理《り》恵《え》
発行者……館 孝太郎
発行所……株式会社集英社
東京都千代田区一ツ橋二-五-一〇 郵便番号一〇一-八〇五〇
電話 〇三-三二三〇-六三九一（編集部）
〇三-三二三〇-六三九三（販売部）
〇三-三二三〇-六〇八〇（読者係）

装幀……原 研哉
印刷所……凸版印刷株式会社
製本所……加藤製本株式会社
定価はカバーに表示してあります。

ISBN 978-4-08-720546-6 C0211
Printed in Japan

集英社新書　好評既刊

医療・健康――Ⅰ

- 子どものアトピー診察室　三宅 健
- 手術室の中へ　弓削孟文
- 「健康」という病《やまい》　米山公啓
- 鍼灸《しんきゅう》の世界　呉 澤森
- 日本人の心臓　石川恭三
- 残り火のいのち 在宅介護11年の記録　藤原瑠美
- 赤ちゃんと脳科学　小西行郎
- 病院なんか嫌いだ　鎌田 實
- うつと自殺　筒井末春
- 人体常在菌のはなし　青木 皐
- 希望のがん治療　斉藤道雄
- 医師がすすめるウオーキング　泉 嗣彦
- 病院で死なないという選択　中山あゆみ
- 働きながら「がん」を治そう　馳澤憲二
- 自宅入院ダイエット　大野 誠
- インフルエンザ危機《クライシス》　河岡義裕

- よくわかる、こどもの医学　金子光延
- 心もからだも「冷え」が万病のもと　川嶋 朗
- 知っておきたい認知症の基本　川畑信也
- 子どもの脳を守る　山崎麻美
- 「不育症」をあきらめない　牧野恒久
- 貧乏人は医者にかかるな！ 医師不足が招く医療崩壊　永田 宏
- 見習いドクター、患者に学ぶ　林 大地
- 禁煙バトルロワイヤル　太田 光／奥仲哲弥
- 専門医が語る毛髪科学最前線　板見 智
- 誰でもなる！ 脳卒中のすべて　植田敏浩
- 新型インフルエンザ 本当の姿　河岡義裕
- 医師がすすめる男のダイエット　井上修二

a pilot of wisdom

集英社新書　好評既刊

澁澤龍彦 ドラコニア・ワールド〈ヴィジュアル版〉
澁澤龍子・編／沢渡朔・写真　017-V
仏文学者、作家として圧倒的な支持を受けた澁澤龍彦。彼が遺したオブジェの数々を写真と自身の文で紹介。

ルポ 戦場出稼ぎ労働者
安田純平　0536-A
著者は自ら出稼ぎ労働者になり、イラク軍基地訓練施設に潜入。世界の貧困を前提とした戦争ビジネスに迫る。

グーグルに異議あり！
明石昇二郎　0537-B
世界中の情報を掌握しようとするグーグルの策略とデジタル書籍のあるべき姿を考察。本に未来はあるか？

機関車トーマスと英国鉄道遺産
秋山岳志　0538-H
英国文化の一典型である鉄道遺産を、「機関車トーマス」原作者の創作の軌跡に重ね合わせて探訪する。

医師がすすめる男のダイエット
井上修二　0539-I
ほんの少しのダイエットが、大きな生活習慣病予防に。多くの肥満患者を診てきた医学博士がその方法を伝授。

「事業仕分け」の力
枝野幸男　0540-A
税の使われ方を国民主権の観点で見直す事業仕分けの実相を、行政刷新担当大臣を務める著者が平易に解説。

フランス革命の肖像〈ヴィジュアル版〉
佐藤賢一　018-V
フランス革命史に登場する有名無名の人物の肖像画約八〇点を取り上げ、その人物評を軽妙な筆致で描く。

いい人ぶらずに生きてみよう
千 玄室　0542-C
無理やり善人ぶるよりも、己の分に素直に生きる。茶道界の長老、鵬雲斎大宗匠が説く清廉な日本人の心。

モードとエロスと資本
中野香織　0543-B
時代の映し鏡であるモード、ファッションを通して、劇的な変化を遂げる社会をリアルにつかむ一冊。

現代アートを買おう！
宮津大輔　0544-F
サラリーマンでありながら日本を代表するコレクターのひとりである著者が語る、現代アートの買い方とは。